Quick Reference

現場力を高める究極のチート本　循環器編

シリーズ監修
新見正則
（新見正則医院 院長）

著者
福原慎也
（医療法人康和会えのもとクリニック 副院長）

株式会社 新興医学出版社

Quick Reference Series
Ultimate Tips to Enhance Onsite Skills, Cardiovascular Edition

Shinya FUKUHARA, MD, PhD.

SHINKOH IGAKU SHUPPAN CO. LTD., TOKYO.
Printed & bound in Japan

はじめに

一般診療でよく診る高血圧症は循環器疾患の common disease の1つです. 多くの循環器領域の本が出版され, randomized controlled trial など新しい知見や薬物治療が報告されています. しかし, 日ごろ多忙な日常診療をしているプライマリケアの先生方や, 研修医の先生方にとって膨大な情報を読み込み, 最新の知見を得ることが難しいこともあります. そのような際に, 的確に疾患の病態や治療に対応できる本があっても良いなと思いました. 循環器専門医の先生方や, もっと循環器領域を奥深く知りたい先生方には詳細な情報を記述しているほかの本をお薦めいたします.

本書は, 循環器専門医でない, でも循環器領域の知識を必要とする多くの先生方の日常診療にお役立ていただけるような本をめざしました.

循環器科で診察する機会が多い疾患・症状, そして初期治療の薬剤の種類や量, 効果不十分の場合や他の薬剤の候補, 薬剤の効果目標の数値などを挙げています. また症状から推測した疾患へのアプローチとなる検査などを踏まえ, 難しいと思われる循環器領域の治療を身近な治療として感じていただけたら幸いです.

2022 年 10 月　福原慎也

目　次

1. 高血圧症

2. 不整脈

3. 冠動脈疾患

4. 末梢動脈疾患

5. 動脈疾患

6. 血栓症

7. 心不全

8. 心筋症

9. 弁膜症

88002-895

10. 鑑別診断

コラム

88002-895 JCOPY

本書のご利用にあたって

- 本書は保険適用薬を記載しています．また，原則として商品名を記載しています．
- 図表は巻末にまとめて掲載しております．
- 各種ガイドライン掲載の薬名等については G アイコンを付しております．
- 本書で記載されている漢方エキス製剤の番号は株式会社ツムラの製品番号に準じています．番号や用法・用量は販売会社により異なる場合がございますので，必ずご確認ください．
- 「はじめに」でも触れておりますが，循環器領域の最新の知見は日々進歩しており，新しい適応の追加が認められています．薬剤の用法・用量，適応など使用される際には各人にてご確認・ご判断のもとご使用ください．

本書における薬名，用法・用量，治療法などに関する記載は，著者および出版社にて正確であるよう最善の努力をしておりますが，医学の進歩や情報の更新により記載内容が必ずしも完全でない場合もございます．その点を十分にご理解いただき本書をご利用する際にはご注意くださいますようお願い申し上げます．

略語一覧表

ABI	ankle brachial（pressure）index 足関節上腕血圧比
ACE	angiotensin-converting enzyme アンジオテンシン変換酵素
ACS	acute coronary syndrome 急性冠症候群
ADL	activities of daily living 日常生活動作
ANP	atrial natriuretic peptide 心房性ナトリウム利尿ペプチド
AR	aortic regurgitation 大動脈弁閉鎖不全症/大動脈弁逆流症
ARB	angiotensin Ⅱ receptor blocker アンジオテンシンⅡ受容体拮抗薬
ARNI	angiotensin receptor neprilysin inhibitor アンジオテンシン受容体ネプリライシン阻害薬
AS	aortic（valve）stenosis 大動脈弁狭窄症
ASCVD	atherosclerotic cardiovascular disease 動脈硬化性心血管疾患
ASO	arteriosclerosis obliterans （下肢）閉塞性動脈硬化症
AVA	aortic valve area 大動脈弁弁口面積
BNP	brain natriuretic peptide 脳性（B型）ナトリウム利尿ペプチド
CABG	coronary artery bypass grafting 冠動脈バイパス術
Ccr	creatinine clearance クレアチニンクリアランス

cGMP	cyclic guanosine monophosphate 環状グアノシン一リン酸
CKD	chronic kidney disease 慢性腎臓病
CLI	critical limb ischemia 重症下肢虚血
COPD	chronic obstructive pulmonary disease 慢性閉塞性肺疾患
CT	computed tomography コンピュータ断層撮影
CVA	costovertebral angle 肋骨脊椎角
DAPT	dual antiplatelet therapy 抗血小板薬 2 剤併用療法
DES	drug-eluting stent 薬剤溶出性ステント
DIC	disseminated intravascular coagulation 播種性血管内凝固症候群
DOAC	direct oral anticoagulant 直接経口抗凝固薬
DPP-4	dipeptidyl peptidase-4 ジペプチジルペプチダーゼ-4
DVT	deep vein thrombosis 深部静脈血栓症
GLP-1	glucagon-like peptide-1 グルカゴン様ペプチド-1
HCN	hyperpolarization-activated cyclic nucleotide-gated 過分極活性化環状ヌクレオチド依存性
HDL-C	high density lipoprotein cholesterol 高比重リポ蛋白コレステロール
HFmrEF	heart failure with mid-range ejection fraction 左室駆出率が軽度低下した心不全
HFpEF	heart failure with preserved ejection fraction 左室駆出率の保たれた心不全

HFrEF	heart failure with reduced ejection fraction
	左室駆出率の低下した心不全
ICD	implantable cardioverter defibrillator
	植込み型除細動器
IE	infectious endocarditis
	感染性心内膜炎
KUB	kidney-ureter-bladder
	腎尿管膀胱単純撮影
LDL-C	low density lipoprotein cholesterol
	低比重リポ蛋白コレステロール
LVEF	left ventricular ejection fraction
	左室駆出率
MR	mitral regurgitation
	僧帽弁閉鎖不全症/僧帽弁逆流症
MRA	mineralocorticoid receptor antagonist
	ミネラルコルチコイド受容体拮抗薬
MRI	magnetic resonance imaging
	核磁気共鳴画像法
MS	mitral stenosis
	僧帽弁狭窄症
MVA	mitral valve area
	僧帽弁口面積
NO	nitric oxide
	一酸化窒素
NPPV	non-invasive positive pressure ventilation
	非侵襲的陽圧換気
NYHA	new york heart association
	ニューヨーク心臓協会
PAD	peripheral arterial (artery) disease
	末梢動脈疾患
PCI	percutaneous coronary intervention
	経皮的冠動脈インターベンション
PR	pulmonary regurgitation
	肺動脈弁逆流症

PS	pulmonary stenosis	肺動脈弁狭窄症
PTE	pulmonary thromboembolism	肺血栓塞栓症
PT-INR	prothrombin time-international normalized ratio	プロトロンビン時間-国際標準比
PTSMA	percutaneous transluminal septal myocardial ablation	経皮的中隔心筋焼灼術
QOL	quality of life	生活の質
SAVR	surgical aortic valve replacement	外科的大動脈弁置換術
sGC	soluble guanylate cyclase	可溶性グアニル酸シクラーゼ
SGLT	sodium-dependent glucose transporter	ナトリウム依存性グルコース共輸送体
SLE	systemic lupus erythematosus	全身性エリテマトーデス
TAVI	transcatheter aortic valve implantation	経カテーテル的大動脈弁植え込み術
TAVR	transcatheter aortic valve replacement	経カテーテル大動脈弁植え込み術
TEVAR	thoracic endovascular aortic repair	胸部大動脈瘤に対するステントグラフト内挿術
TR	tricuspid regurgitation	三尖弁閉鎖不全症
TS	tricuspid stenosis	三尖弁狭窄症
TSH	thyroid stimulating hormone	甲状腺刺激ホルモン
WPW	wolff-parkinson-white	ウォルフ・パーキンソン・ホワイト

① 合併症のない高血圧

ファーストチョイス

上記で効果不十分

▶ ひとこと MEMO

合併症のない高血圧治療はタナトリル錠やアムロジン錠を基本とします．高血圧の基準値は 140/90 mmHg と覚えておいて良さそうです．2020 年 5 月に国際高血圧学会からガイドラインが発表されましたが，日本高血圧学会の最新ガイドラインと同じ基準値を採用していました．緊急性がない限り，副作用対策としても 2 剤以上を同時に処方せず，血圧低

タナトリル錠 (5 mg)1日1回1～2錠 G

or **ディオバン錠** (40 mg)1日1回1～2錠

or **アムロジン錠** (5 mg)1日1回1～2錠

タナトリル錠はACE阻害薬，ディオバン錠はARB，アムロジン錠はカルシウム拮抗薬です．

アムロジン錠 と **ディオバン錠** を併用

or **アムロジン錠** と **タナトリル錠** を併用

【表1，図1参照(p.184，186)】

下の効果をみながら順次増量または併用したほうがいいと思います．診察室内で緊張して血圧が高い場合もあるため，家庭血圧を重視することで，患者さんに血圧測定の大切さを説明し，その認識を共有することもできます．

② 冠動脈疾患（心筋梗塞後）を併せ持つ高血圧

ファーストチョイス

上記で効果不十分

▶ ひとことMEMO

心筋梗塞を既往とする高血圧治療は，メインテート錠とタナトリル錠を基本とします．心筋梗塞後の影響のため左室駆出率が低下傾向の症例もあり，心機能を評価して投薬内容を考えてよいと思います．β遮断薬は心筋梗塞再発を抑え，突然死を予防します．また，ACE阻害薬/ARBは左室リモデリングを予防し，心不全や突然死の予防に有効な薬剤です．副

メインテート錠 (5 mg) 1日1回1錠 G
or **タナトリル錠** (5 mg) 1日1回1～2錠
or **ブロプレス錠** (4 mg) 1日1回1～2錠

メインテート錠はβ遮断薬，タナトリル錠はACE阻害薬，ブロプレス錠はARBです．

メインテート錠 と **タナトリル錠** を併用
or **メインテート錠** と **ブロプレス錠** を併用

【表2参照(p.187)】

作用として，β遮断薬は気管支喘息や徐脈，うつ病などの病状悪化に注意します．またACE阻害薬の副作用として咳が有名ですが，DPP-4阻害薬との併用で血管神経性浮腫の出現に注意します．ACE阻害薬とARBはいずれも妊娠中の患者さんへの投薬は禁忌です．

③ 冠動脈疾患（狭心症）を併せ持つ高血圧

ファーストチョイス

コントロール不十分

▶ ひとこと MEMO

狭心症を併せ持つ高血圧治療は，メインテート錠やアムロジン錠，そしてタナトリル錠を基本とします．器質的冠動脈狭窄を伴う狭心症であれば労作性狭心症と診断しますが，器質的冠動脈狭窄病変と冠攣縮病変を併せ持つ場合もあります．例えば，安静時に胸部症状がある場合には，β遮断薬が冠攣縮を悪化させることもあると考え，冠攣縮性狭心症を考

アムロジン錠 (2.5 mg)1日1回1～2錠 G
or **メインテート錠** (5 mg)1日1回1錠

アムロジン錠はカルシウム拮抗薬，メインテート錠はβ遮断薬です．

アムロジン錠 と **メインテート錠** を併用する
or **アムロジン錠** と **タナトリル錠** を併用する

タナトリル錠は ACE 阻害薬です．

慮する場合にはアムロジン錠やヘルベッサーR錠などのカルシウム拮抗薬を中心にして，ACE 阻害薬/ARB を併用しておいたほうが安全策と考えます．カルシウム拮抗薬の副作用のなかで頭痛は有名ですが，歯肉腫脹や舌の浮腫などを患者さんに伝えたほうが，より安心感を与えられると思います．

④ 慢性心不全（HFrEF）を併せ持つ高血圧

ファーストチョイス

上記で効果不十分

▶ ひとことMEMO

HFrEF の高血圧治療は，ブロプレス錠やアーチスト錠，ラシックス錠を基本とします．レニン-アンジオテンシン系阻害薬は，心不全の有無や左室機能障害の程度に関わらず，長期予後を改善することが報告されています．またβ遮断薬も同様に，症状に関わらず長期予後を改善することが報告されています．ただし，心機能によっては少量から投与を開始し，

アーチスト錠 (10 mg)1日1回1～2錠 G
or **ブロプレス錠** (4 mg)1日1回1～2錠
or **タナトリル錠** (5 mg)1日1回1～2錠

アーチスト錠はβ遮断薬，ブロプレス錠はARB，タナトリル錠はACE阻害薬です．

アーチスト錠と**ブロプレス錠**を併用
or **アーチスト錠**と**タナトリル錠**を併用

心不全症状を確認しながらアーチスト錠1.25 mg→2.5 mg→5.0 mgと漸増するほうが安全と考えます．降圧効果が不十分な場合には，β遮断薬とレニン-アンジオテンシン系阻害薬とを併用します．体液過剰の場合や塩分摂取量が多い方にはラシックス錠などの利尿薬を追加します．

⑤ 慢性心不全(HFpEF)を併せ持つ高血圧

ファーストチョイス

効果不十分

▶ ひとこと MEMO

一般的に左室駆出率が低下している場合をHFrEFとし，維持されている場合をHFpEFと呼んでいます．HFpEFの治療に関して，エビデンスに基づいた生命予後を改善する標準的薬物治療はまだ確立されていません．ただ，HFpEFは高齢者の高血圧の合併症に多くみられ，高齢社会が迫ってきていることを考えれば，早急な方策が必要と考えます．HFpEFの原

アーチスト錠 (10 mg)1日1回1～2錠 G
or **ブロプレス錠** (4 mg)1日1回1～2錠
or **タナトリル錠** (5 mg)1日1回1～2錠
or **アルダクトンA錠**
(25 mg)1日1回1～2錠

アーチスト錠はβ遮断薬，ブロプレス錠はARB，タナトリル錠はACE阻害薬，アルダクトンA錠は利尿薬です．

アーチスト錠ともう1剤

因は左室拡張機能障害と動脈硬化が病態と考えられ，高齢者の心不全入院を減少させるためにもアーチスト錠，ブロプレス錠，アルダクトンA錠を基本として，血圧が高い場合には複数の組み合わせとしてHFrEFと同様にしっかり降圧をめざすことを考えます．

⑥ 心肥大を併せ持つ高血圧

ファーストチョイス

上記で効果不十分

▶ ひとことMEMO

心肥大を併せ持つ高血圧の治療には，ブロプレス錠，カルブロック錠を基本とします．高血圧は心肥大をきたしやすく，その結果，心房細動新規発症の危険因子となることが報告されています．すでに心肥大を有する場合，心房細動の準備段階に相当すると考え，十分かつ持続的な降圧により左室肥大の退縮を期待しています．カルブロック錠は十分な降圧

ブロプレス錠 (4 mg)1日1回1～2錠 G
or **タナトリル錠** (5 mg)1日1回1～2錠
or **カルブロック錠** (8 mg)1日1回1～2錠

ブロプレス錠はARB，タナトリル錠ACE阻害薬，カルブロック錠はカルシウム拮抗薬です．

カルブロック錠 と **ブロプレス錠** を併用
or **カルブロック錠** と **タナトリル錠** を併用

作用とともに，心拍数を上げない利点を認めます．心肥大を認めた場合には，心エコー検査で弁膜症のスクリーニング検査を行うようにしています．

⑦ 慢性腎臓病を併せ持つ高血圧

ファーストチョイス

上記で効果不十分

▶ ひとこと MEMO

蛋白尿を認める場合にはイルベタン錠やタナトリル錠を基本とします．単剤ではコントロールが難しいことが多く，CKD の場合には食塩感受性であることが多く，利尿薬を併用することがあります．「利尿薬は降圧薬なんだ」と改めて認識するケースが多いです．治療抵抗性の場合には，カルシウム拮抗薬を併用することがあります．なかでも抗蛋白尿作用

イルベタン錠 (50 mg) 1日1回1〜2錠 G

or **タナトリル錠** (5 mg) 1日1回1〜2錠

イルベタン錠はARB，タナトリル錠はACE阻害薬です．

アテレック錠 (10 mg) と併用

or **ラシックス錠** (20 mg) と併用

アテレック錠はカルシウム拮抗薬，ラシックス錠は利尿薬です．

【図1参照 (p.186)】

を有するアテレック錠を用います．カルブロック錠同様に，アテレック錠も心拍数が上がりにくい利点があります．薬剤コンプライアンスを高めるため，降圧薬を複数併せた合剤を上手く利用することも一手です．ARBと利尿薬，ARBとカルシウム拮抗薬の配合剤に切り替えて，薬剤数を増やさず，降圧効果を高める方法として使用しています．

⑧ 糖尿病を併せ持つ高血圧

ファーストチョイス

上記で効果不十分

▶ ひとこと MEMO

糖代謝に影響を与えないオルメテック錠やアムロジン錠，そして少量のサイアザイド系利尿薬を基本とします．肥満症の方や，単剤ではコントロールが難しい患者さんには複数のくすりを併用して十分な降圧をめざします．塩分感受性であるかどうかは簡単に判断できませんが，日本人には欧米人に比して多いと言われ，サイアザイド系利尿薬が有効です．通

オルメテック錠 (10 mg)1日1回1～2錠 G
or **ミカルディス錠** (20 mg)1日1回1～2錠
or **タナトリル錠** (5 mg)1日1回1～2錠

オルメテック錠とミカルディス錠はARB，タナトリル錠はACE阻害薬です.

アムロジン錠 (5 mg)と併用

カルシウム拮抗薬です.

常の降圧治療に抵抗性で，肥満傾向，外食が多いなどの場合には塩分感受性高血圧を疑う場合には，プレミネントLD錠やコディオMD錠，ミコンビAP錠などのARBとサイアザイド系利尿薬の合剤を上手く利用するようにしています.

⑨ 高齢者の高血圧

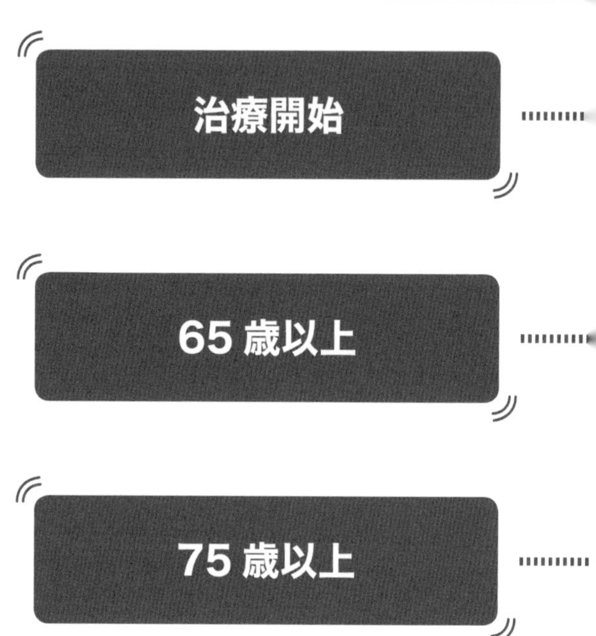

▶ ひとこと MEMO

高齢者の高血圧治療では少量の利尿薬やカルシウム拮抗薬，レニン-アンジオテンシン系阻害薬を基本とします．いくつか留意する点があります．例えば介護を必要としている患者では，介護スタッフが服薬管理する場合もあり訪問回数や訪問時間を考慮した処方が必要になります．また薬剤の一包化は服薬継続を保つだけでなく，降圧効果を高めることも期

140/90 mmHg以上 G

カルシウム拮抗薬であるアムロジン錠は 5 mg 1 日 1 回 1 錠から開始.

125/75 mmHg未満

ゆっくり降圧してください.

135/85 mmHg未満

忍容性があれば 130/80 mmHg 未満.
ゆっくり降圧してください.

待されます. 一般的に 5〜6 剤以上がポリファーマシーの目安とされ, 服薬アドヒアランスが低下し, 有害事象増加なども懸念されます. 治療開始時に転倒や骨折のリスクが増加することが報告され, めまい, 立ちくらみといった脳虚血性症候などに注意しつつ緩徐に降圧したほうがよいと思います.

⑩ 二次性高血圧症

スクリーニング

▶ ひとことMEMO

若年にもかかわらず高血圧を認める場合や，治療抵抗性高血圧を認めた場合には二次性高血圧症を鑑別する必要があります．腎実質性高血圧症，原発性アルドステロン症，腎血管性高血圧症，褐色細胞腫などを鑑別します．原発性アルドステロン症では低カリウム血症を認めやすいですが，必ずしも全例で認めるわけではありません．また眼球突出や甲状腺腫

レニン, アルドステロン, コルチゾール, 血中/尿中カテコラミン3分画 を測定

大, 発汗, 体重減少などの身体所見から甲状腺機能亢進症を疑い, 血圧高値を認めることがあります. 睡眠時無呼吸症候群も二次性高血圧症の原因として考えられています. スクリーニング検査として, 血漿レニン値, アルドステロン, コルチゾール, 血中/尿中カテコラミン 3 分画を, そして場合によれば TSH, F-T3, F-T4 も測定します.

⑪ 妊婦の高血圧

ファーストチョイス

妊娠 20 週以降

▶ ひとこと MEMO

妊婦健診での高血圧スクリーニングは診察室血圧測定で，収縮期血圧≧140 かつ/または拡張期血圧≧90 mmHg を認めた場合に，妊娠高血圧症候群あるいは白衣高血圧と判断します．家庭血圧測定を勧め，収縮期血圧≧160 かつ/または拡張期血圧≧110 mmHg を複数回認める場合には，速やかに降圧治療を開始します．妊娠高血圧症候群は妊娠高血圧腎

メチルドパ錠 (250 mg)1日1回1錠 G

or **ラベタロール錠** (50 mg)1日3回3錠

メチルドパ錠は中枢性交感神経抑制薬，ラベタロール錠は $\alpha\beta$ 遮断薬です．

ニフェジピンCR錠 (10 mg)1日1回1～2錠

カルシウム拮抗薬です．

【表2参照(p.187)】

症，妊娠高血圧，加重型妊娠高血圧腎症，高血圧合併の4つに分類されます．妊娠中に経口投与可能な降圧薬には，メチルドパ錠，ラベタロール錠，ヒドララジン錠，妊娠20週以降なら徐放性ニフェジピン錠があり，1剤で降圧不良な場合には2剤併用も考慮します．

① 心室性期外収縮（器質的心疾患のない場合）

自覚症状がない

自覚症状がある

▶ ひとこと MEMO

器質的心疾患のない，自覚症状もない心室性期外収縮は予後も良好であり，経過観察でよいと考えます．健康診断で指摘された場合には，器質的心疾患の有無を心エコー検査を用いて精査してもよいと思います．不整脈の自覚症状がある場合，または期外収縮の QRS 波形を複数認める場合には β 遮断薬またはカルシウム拮抗薬を基本とします．一般的に I a/

経過観察 G

アーチスト錠 (5 mg)1日1回1錠
or **メインテート錠** (5 mg)1日1回1錠

アーチスト錠，メインテート錠ともにβ遮断薬です．

【図 2, 表 3·4 参照（p.187, 188）】

Ⅰc 群の抗不整脈薬は使用しません．

図 2 に心電図の読み方を提示しています．注意は誘導の付け間違えです．その点だけは気を付けましょう．

② 心室性期外収縮（器質的心疾患のある場合）

ファーストチョイス

上記で効果不十分な場合

▶ ひとことMEMO

器質的心疾患がある場合，または1日総心拍数の10%前後の心室性期外収縮を認める場合には治療を開始します．β遮断薬やアンカロン錠の治療により，LVEFの改善を認めることは少なくありません．心機能低下をきたしている場合には，アーチスト錠を1.25 mgの少量から開始し，その後呼吸状態や血圧などのバイタルサインを見ながら2.5 mg，5 mg

アーチスト錠 (5 mg)1日1回1錠
or **メインテート錠** (2.5 mg)1日1回1錠

アーチスト錠，メインテート錠ともにβ遮断薬です．

アンカロン錠 (100 mg)1日2回4錠 G

クラスⅢ群の抗不整脈薬です．

と緩徐に目標量まで漸増することを勧めます．さらに低心機能の症例はβ遮断薬を導入することが難しい場合に，強心薬のピモベンダン（アカルディ錠）を併用することを考えます．
アンカロン錠は1日量400 mgから開始し，1〜2週間後に200 mgへ漸減していきます．間質性肺炎，甲状腺機能低下症などの心外副作用に注意します．

コラム① 急性心筋梗塞急性期の心室性期外収縮への治療

心室性期外収縮のほとんどは基礎疾患のない，経過観察の対応で大丈夫なことが多いと思います．しかし，急性心筋虚血の発症後間もない場合はそうはいきません．虚血に伴って期外収縮が発症する場合には，虚血の改善をまず考えていきます．

心筋梗塞急性期に発症する心室性期外収縮に関してはLown分類に従い，治療方針を決めていきます．この分類は心室性期外収縮の出現を12時間の長時間心電図を危険度で分類したものです．

キシロカインは抗不整脈薬の中で最も陰性変力作用が弱く使いやすいです．非持続性心室頻拍が多発する場合や，持続性心室頻拍や心室細動を認める場合にはシンビットやアンカロンの使用も考える必要があります．

● Lown 分類

Grade 0	心室性期外収縮なし
Grade 1	散発性（1個/分 or 30個/時間未満）
Grade 2	散発性（1個/分 or 30個/時間以上）
Grade 3	多形性（期外収縮波形の種類が複数あるもの）
Grade 4a	2連発
Grade 4b	3連発
Grade 5	R on T（連結期が短いもの）

⇓

Grade 1 ⇒ 経過観察

Grade 2 以上 ⇒ キシロカイン

(Lown B, Wolf M : Approaches to sudden death from coronary heart disease. Circulation 44 (1) : 130-142, 1971)

③ 上室性期外収縮

ファーストチョイス

自覚症状を有する場合

▶ ひとこと MEMO

上室性期外収縮は健康診断でも指摘されることが多く，自覚症状も少ないと考えます．1 日 100 回未満は経過観察としていますが，自覚症状がある場合には生活の中で睡眠不足やカフェイン，アルコールなどの摂りすぎがないか確認します．害の少ない上室性期外収縮も 1 日 100 回以上を認めると新規心房細動の予測因子と言われています．また，一般診療

経過観察 G

生活スタイルの指導
or アーチスト錠 (5 mg)1日1回1錠

β 遮断薬です.

で Holter 心電図を施行した結果, 200〜400 回程度を認めることは珍しいことではありません. 自覚症状が少なかったり, 1 年後の Holter 心電図でも悪化がなければ経過観察としています. 生活スタイルの指導でも改善が少ない場合には β 遮断薬を開始します.

④ 発作性上室性頻拍症

根治術を希望

再発予防

▶ ひとこと MEMO

発作性上室性頻拍症の根治治療として，カテーテルアブレーションの有効性と安全性が認められています．アブレーション治療を希望しない場合には，カルシウム拮抗薬やβ遮断薬の内服を基本とします．ただし，中等度以上の心機能低下症例の場合にはカルシウム拮抗薬は使用せず，β遮断薬を基本とします．迷走神経刺激手技として，眼球圧迫は力加減

カテーテルアブレーション G

ワソラン錠 (40 mg)1日3回3錠

カルシウム拮抗薬です．かみ砕いて使用する場合，苦味が強いことをあらかじめ伝えておいたほうがよいでしょう．

【図 3 参照（p.189）】

が不慣れであり，また頸動脈洞マッサージは頸動脈にプラークがあればリスクを伴うのでお勧めしません．息こらえは補助になると思います．また指を口に入れて嘔吐反射を促すことは安全に行いやすいと考えます．頻拍発作で血圧低値の場合にはワソラン錠 40 mg をかみ砕く方法を指導しています．

⑤【慢性期】頻脈性心房細動（心拍数調節）

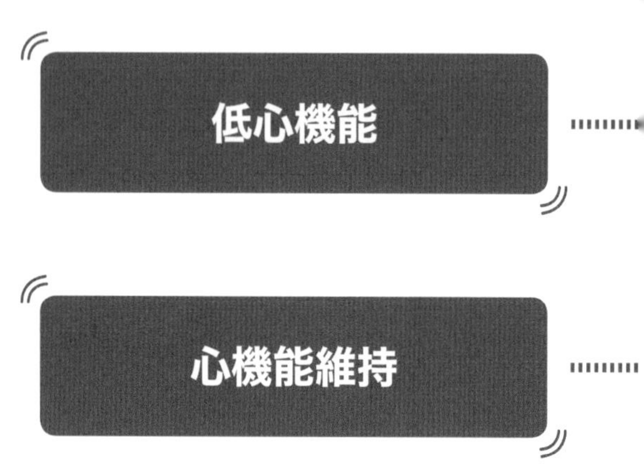

▶ ひとこと MEMO

「急性期」の頻脈性心房細動は速やかに循環器専門医へ紹介してください．「慢性期」の場合，β遮断薬は心機能の程度にかかわらず患者の予後改善を認めます．低心機能（LVEF<40%）の場合，少量から開始し，状態をみながら漸増するほうが安全です．心機能が保持されている（LVEF≧40%）場合は，β遮断薬以外の陰性変力作用を有するカルシウム拮抗

アーチスト錠 (1.25 mg)1日1回1～2錠 G

or **メインテート錠** (0.625 mg)1日1回1錠

アーチスト錠，メインテート錠ともにβ遮断薬です．

アーチスト錠 (5 mg)1日1回1錠

or **メインテート錠** (1.25 mg)1日1回1錠

or **ワソラン錠** (40 mg)1日2回2錠

ワソラン錠はカルシウム拮抗薬です．

【図4参照（p.190）】

薬を使用しており，陰性変力作用は心機能が低下している場合ほど出現しやすいです．気管支喘息の方にはメインテート錠は控えるようにしてください．また高齢者の場合，徐脈によるふらつき，転倒に注意を要します．心機能低下の症例にジゴシン錠を少量用いて，心拍数減少効果を認めます．高齢者では血中濃度の至適濃度以下でもよいと思われます．

⑥ 発作性心房細動（洞調律維持）

器質的心疾患がある

器質的心疾患がない

▶ ひとこと MEMO

発作性心房細動は治療の有無にかかわらず7日以内に洞調律に復帰する心房細動を指しています．器質的心疾患（虚血性心疾患，心不全，心肥大）のある心房細動ではアンカロン錠を使用し，器質的心疾患のない心房細動では持続が短いほど Na チャネル遮断薬の効果が高いと言われています．薬剤の点滴静注を施行することもありますが，患者自身に発作時

アンカロン錠 (100 mg)1日2回4錠

クラスIII群の抗不整脈薬です.

サンリズム錠 (50 mg)1日3回3錠
or **シベノール錠** (100 mg)1日3回3錠
or **プロノン錠** (150 mg)1日3回3錠

シベノール錠は I_a群, サンリズム錠, プロノン錠は I_c群の Na チャネル遮断薬です.

のみ服用させる"pill-in-the-pocket"という頓服方法も有用と考えます. その場合にはサンリズム錠やシベノール錠などを用います. 抗不整脈作用を有するIa群薬であるジソピラミド, プロカインアミド, キニジンは心房細動停止効果を認めますが, torsade de pointesの発生頻度も高いので使用することは少ないです.

⑦ 心房細動の再発予防

器質的心疾患がある

器質的心疾患がない

▶ ひとこと MEMO

心房細動再発予防の治療中も，発作時に症候性の頻拍を生じる場合には心拍数調節療法を継続すべきと考えます．器質的心疾患のない発作性心房細動は必ずしも再発予防を必要としていません．しかし，自覚症状を有する場合や心房細動の発作を繰り返す場合には積極的に治療する必要があります．また，最近ではアブレーション治療の成績向上に伴い，患者の

アンカロン錠 (100 mg)1日2回2錠 G

クラスIII群の抗不整脈薬です.

サンリズム錠 (50 mg)1日3回3錠
or **シベノール錠** (100 mg)1日3回3錠
or **プロノン錠** (150 mg)1日3回3錠

シベノール錠は I_a群, サンリズム錠, プロノン錠は I_c群の Na チャネル遮断薬です.

【図5参照 (p.191)】

意向も伺い, 詳しい情報を希望する場合には循環器専門医への紹介も考慮します. 器質的心疾患の有無にかかわらず, 高血圧症や脂質異常症など合併する基礎疾患をしっかり管理することで心房細動の頻度の減少する可能性が示唆され, アップストリーム治療と呼ばれています. アンカロン錠特有の心外副作用として間質性肺炎や甲状腺機能低下症があります.

⑧ 非弁膜症性心房細動の抗凝固療法

腎機能維持

腎機能低下

▶ ひとこと MEMO

非弁膜症性心房細動では血栓塞栓症の危険因子が重なると，心原性脳塞栓症の発症率が高まるため適切な抗凝固療法が勧められています．$CHADS_2$スコアと呼ばれるスコアを用いてリスク評価し，腎機能が中等度維持される（腎機能 CCr ≧30 mL/分）場合には DOAC またはワーファリン錠が選択でき，腎機能低下を認める場合（腎機能＜CCr30 mL/分）に

プラザキサ錠 (75 mg)1日2回4錠 G
or **イグザレルト錠** (15 mg)1日1回1錠
or **ワーファリン錠** (PT-INR 1.6～2.6)

プラザキサ錠, イグザレルト錠はDOAC, ワーファリン錠はクマリン系薬となります.

ワーファリン錠 (PT-INR 1.6～2.6)

【図6, 表5～7参照（p.192～194）】

はDOACの一部は使用できますが, 控える必要があります. DOACは食事などに影響を受けることがなく, 固定用量で服用可能です. また半減期が短く術前にヘパリンへの置換は不要, または短期間で済みます. 人工弁置換術後（機械弁）やリウマチ性僧帽弁狭窄症などの弁膜症性心房細動についてはDOACの適応はなくワーファリン錠のみ推奨されています.

⑨ 虚血性心疾患合併心房細動の抗血栓療法

PCI 周術期 2 週間は DAPT に加え

PCI 周術期 2 週間以降はプラビックス錠に加え

▶ ひとこと MEMO

虚血性心疾患における心房細動の合併頻度は比較的高く，日常診療においても珍しくありません．一般的に PCI 施行時には低用量アスピリンと $P2Y_{12}$ 受容体拮抗薬との併用（DAPT）が推奨され，周術期には経口抗凝固薬を入れると 3 剤併用療法となります．禁忌でない限り DOAC が推奨されますが，腎機能低下によりワーファリン錠を選択します．3 剤

プラザキサ錠 (75 mg)1日2回4錠 G

or **ワーファリン錠** (PT-INR 1.6〜2.6)

プラザキサ錠はDOAC，ワーファリン錠はクマリン系薬となります．血栓リスクの高い場合は3剤併用を1〜3ヵ月間延長．

プラザキサ錠 (75 mg)1日2回4錠 G

or **ワーファリン錠** (PT-INR 1.6〜2.6)

血栓リスクの高い場合は2剤併用を1年以降も延長．

【表5〜8参照（p.193, 194, 197）】

併用療法では出血リスクが上昇し，PCI治療後2週間はDAPTに加えた3剤療法としますが，血栓リスクと出血リスクのバランスを評価したうえで2週間以降はアスピリンを中止し$P2Y_{12}$受容体拮抗薬との2剤併用療法とします．ただし，血栓リスクにより薬剤の併用期間は適宜対応を要します．また周術期にはプロトンポンプ阻害薬の投与が推奨されています．

⑩ 周術期の抗凝固療法（待機的な観血的治療の場合）

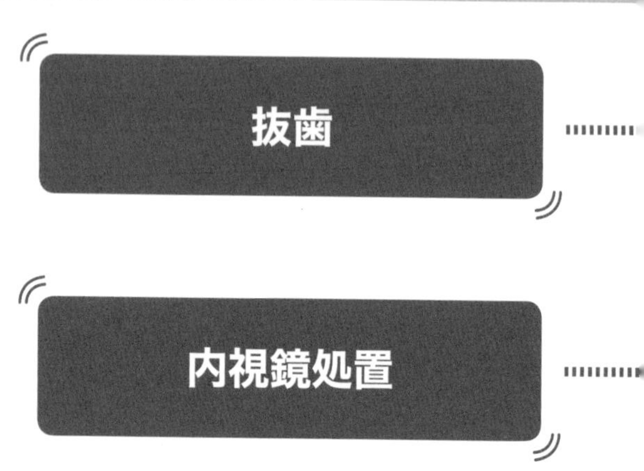

▶ ひとこと MEMO

抗凝固療法の一時休薬により血栓塞栓症の発症リスクが一定程度生じることもあります．また，継続する場合にも観血的治療の内容や服用している抗凝固薬の種類により出血しやすい場合もあることを，それぞれ説明する必要もあります．内視鏡的粘膜生検では休薬は不要ですが，ワーファリン錠の場合は PT-INR が通常の治療域であることを確認し，DOAC

抗凝固療法は継続が望ましい G

ただし，全身状態などをみて判断する必要がある.

観察のみならば**抗凝固療法**は継続が望ましい

ただし，全身状態などをみて判断する必要がある.

の場合には血中濃度がピークの時間帯は避けて施行したほうがいいです．また一般的に出血リスクの高い外科治療(処置)ではワーファリン錠のヘパリン置換は不要で，またDOACの場合では48時間以上前に休薬し，ヘパリン置換は不要です．ただし，ワーファリン錠およびDOACいずれにおいても血栓塞栓症リスクの高い症例はヘパリン置換が推奨されています.

⑪ 心房粗動

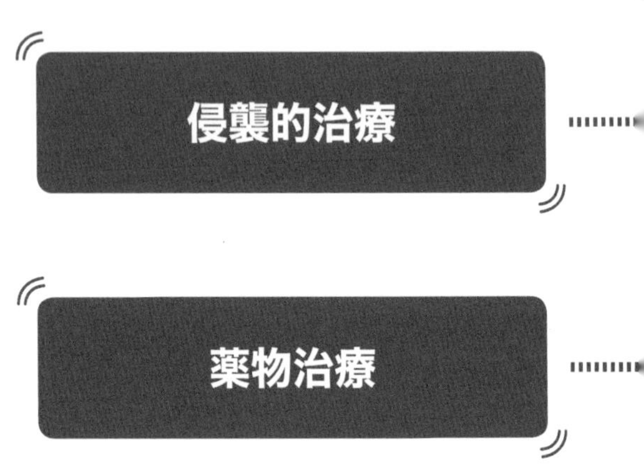

▶ ひとこと MEMO

急性期治療として心血行動態が安定していれば，抗不整脈薬投与あるいは電気的除細動により洞調律へ復帰することを考えます．抗不整脈薬投与の際に，薬理作用により 2：1 または 1：1 房室伝導による循環不全をきたす可能性があり，投与前に非ジヒドロピリジン系 Ca 拮抗薬，β 遮断薬ならびにジゴシンの静脈注射により房室伝導を抑制しておいたほう

アブレーション治療 G

サンリズム錠 (50 mg)1日3回3錠 or アンカロン錠 (100 mg)1日2回2錠

サンリズム錠は I_c群の Na チャネル遮断薬，アンカロン錠はクラスIII群の抗不整脈薬です．

【表 4, 図 7·8 参照（p.188, 195, 196)】

がよいと思います．これら薬剤は心拍数調節療法としても有効です．アブレーション治療は良好な再予防効果があります．心機能が正常～軽度低下例ではベプリコール錠やアミサリン錠を用います．アンカロン錠は有用であり，欧米では使用されますがわが国では未承認です．中等度以上の心機能低下ではβ遮断薬を用いますが心不全の悪化に注意します．

⑫ QT 延長症候群

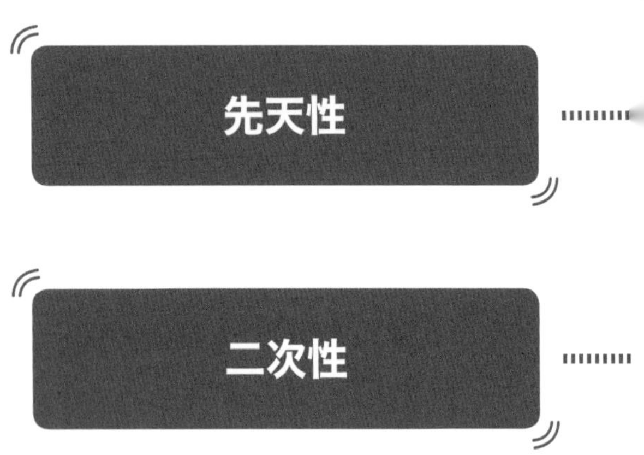

▶ ひとこと MEMO

薬剤，電解質異常，その他の原因によって生じたものは二次性 QT 延長症候群と呼ばれています．QT 延長症候群は心電図に T 波の形態異常を伴う QT 延長を認め，torsade de pointes と呼ばれる頻拍や心室頻拍，心室細動などの致死性不整脈を生じて，失神などの脳虚血症状をきたしやすくなる病態です．原因として，利尿薬やグリチルリチン酸成分を含

循環器専門医へ紹介

原因薬剤の中止,
徐脈の是正, 低カリウム血症の補正

【図 2 参照（p.187）】

有する薬剤服用により惹起されやすい低カリウム血症や，甲状腺機能低下症，神経性食欲不振症などがあります．また脳外科領域のくも膜下出血，脳血栓症など頭部外傷でもみられます．投薬する際に薬剤情報の中に QT 延長の記載がある場合には，注意しましょう．

⑬ 房室ブロック

第１度房室ブロック

第２度房室ブロック

第３度房室ブロック

▶ ひとことMEMO

心臓の拍動の司令塔である洞結節から出た電気刺激は，心房から心室へ伝えていく途中に房室結節を通ります．ここで伝導遅延したり，または途絶えたりするのが房室ブロックです．第１度房室ブロックは房室結節で伝導遅延はするけど，心室へ送られていきます．第２度の房室ブロックのWenckebach typeは電気刺激の伝導が上手くいっている時もあれば

治療適応はない

基本的に経過観察

Mobitz-Ⅱ type ⇒ ペースメーカ適応.

ペースメーカ適応

徐々に遅延し始め，とうとう途絶えてしまいます．一方，Mobitz-Ⅱ typeは電気刺激の伝導が上手くいっているのに，突然遅延することもなく途絶えてしまいます．第3度の房室ブロックは房室結節で完全に電気刺激が伝導していません．Mobitz-Ⅱ typeおよび第3度房室ブロックは心停止に至り，突然死の可能性もあるのでペースメーカの適応になります．

⑭ 洞不全症候群

症状がない場合

症状がある場合

▶ ひとこと MEMO

洞性徐脈は自覚症状がなければ，偶発的に検診などで指摘されるケースがあります．運動選手や夜間睡眠中の洞性徐脈もありますが，症状がない場合は基本的には経過観察でよいと思います．逆になんらかの自覚症状がある場合には，危険な不整脈の可能性があり，循環器専門医へ紹介します．一般的に徐脈の分類に Rubenstein 分類を用います．Ⅰ型は息切

基本的に経過観察

循環器専門医へ紹介

＊Rubenstein 分類

Ⅰ型：持続性の洞性徐脈

Ⅱ型：洞停止または洞房ブロック

Ⅲ型：徐脈頻脈症候群

【表4参照（p.188）】

れで受診することが多く，症状が年齢によるものか，徐脈によるものかを迷う時には運動負荷心電図を施行し，十分な心拍数増加が得られるか評価することがあります．Ⅱ型やⅢ型はふらつき，意識消失の症状が出やすく，繰り返し Holter ECG を施行しても不整脈を捉えることに難渋するケースも珍しくありません．

⑮ 救急搬送を要する不整脈

QRS 幅広い頻拍

心拍数 40/分未満の徐脈

▶ ひとこと MEMO

生命の危険にさらされる不整脈として QRS 幅 0.12 秒以上の心室頻拍と，心拍数 40/分未満の高度徐脈を考えます．ただし，QRS 幅 0.12 秒以下の心室頻拍でも心拍数 150/分以上が継続し，心不全傾向であれば循環器専門医へ紹介します．また心電図所見で QT 延長を認める場合には，QT 延長症候群の可能性があり，torsade de pointes などの致死性不

心室頻拍, 心室細動

完全房室ブロック

【表4参照（p.188）】

整脈も起こりやすく，原因としては低カリウム血症，徐脈，薬剤などが危険因子になります．通常では気にならない心室性期外収縮が頻発すると危険であり，速やかに循環器専門医または設備の整った病院への紹介が必要です．著明な徐脈は血圧低値や，倦怠感などの不定愁訴で受診する場合もあるので鑑別が必要です．

① 労作性狭心症

ファーストチョイス

効果不十分

▶ ひとこと MEMO

Optimal medical therapy は広い定義では禁煙をはじめ，適切な体重コントロール，生活スタイルや食生活の見直しなどを促し，抗狭心症薬などを用いる至適薬物治療により，たとえ冠動脈狭窄病変を有する場合でも冠動脈血行再建に劣らない生命予後が期待されている治療です．抗狭心症薬として硝酸薬，カルシウム拮抗薬，β 遮断薬，そしてシグマート錠

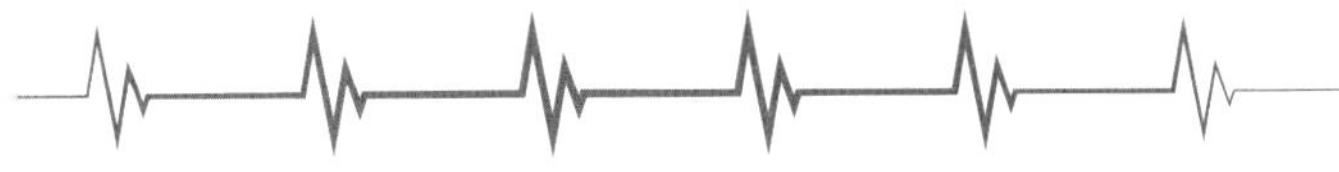

至適薬物治療(optimal medical therapy) G

ただし，合併する基礎疾患の治療をしっかりする.

ニフェジピンCR錠 (20 mg)1日1回2錠
or **アムロジン錠** (5 mg)1日1回1錠
or **フランドルテープ** (40 mg)1枚/日

ニフェジピン CR 錠，アムロジン錠はカルシウム拮抗薬，フランドルテープは硝酸薬です.

を用いています．β遮断薬は心拍数抑制と心筋収縮力抑制により，心筋酸素消費を軽減させて抗狭心症効果を発揮します．シグマート錠は硝酸薬様作用，冠血管拡張作用による心筋虚血の改善効果，心筋保護効果を有しています．また冠危険因子と呼ばれる高血圧，糖尿病，脂質異常症などをしっかりコントロールすることも心血管イベントに有益です.

② 労作性狭心症（PCI後の血栓症療法）

ファーストチョイス

▶ ひとこと MEMO

ステント留置後の血栓予防には，アスピリンとチエノピリジン系抗血小板薬の併用治療（DAPT）が標準治療となっています．第 1 世代の DES を用いた場合，ステント留置部位の治癒，安定化が遅れるため長期間 DAPT を服用していましたが，第 2 世代以降の DES は治癒反応の促進が図られ，出血のリスクなどを鑑みて DAPT の投与期間は短縮傾向になっ

バイアスピリン錠(100 mg)1日1回2錠に加え

プラビックス錠 (75 mg)1日1回1錠 G

or **エフィエント錠** (3.75 mg)1日1回1錠

バイアスピリン錠，プラビックス錠，エフィエント錠のいずれも抗血小板薬です．

【表8·9(p.197, 198)】

てきています．日本では欧米よりも出血リスクが高く，血栓リスクは低いことが示され，出血リスクを優先して抗血栓薬の投薬を考えています．出血リスクの高い場合にはDAPTを1〜3ヵ月間，血栓リスクが高い場合には3〜12ヵ月間服用が推奨されています．DAPT服用期間終了後は，どちらか単剤を継続することが推奨されています．

③ 急性冠症候群（病院外での初期治療）

症候性を有する

強く疑う

▶ ひとことMEMO

一般内科に胸痛症状で受診することも当然あります．救急搬送するまでに行う治療として，まずは酸素投与．ただし，心不全症状を認めない場合や酸素飽和度90%以上を確認できる場合は，必ずしも必要ではありません．硝酸薬は静脈系・動脈系および冠動脈を拡張させる薬理作用を有しています．虚血発作を繰り返す患者では最初の24〜48時間が硝酸

ニトロペン錠 (0.3 mg)1回1錠　舌下

ニトロペン錠は硝酸薬です.

バイアスピリン錠

(100 mg)1日1回2錠　咀嚼服用

バイアスピリン錠は抗血小板薬です.

【表 8 参照（p.197）】

薬投与の適応になりますが，収縮期血圧＜90 mmHg，または高度徐脈の場合は控えたほうがいいと思います．ACSを強く疑う場合に，アスピリン喘息や血液疾患の既往がないことを確認して，バイアスピリン錠をかみ砕いて服用させます．早急に効果を得るためです．アスピリン服用の禁忌患者にはチエノピリジン系抗血小板薬を投与します．

④ 急性冠症候群

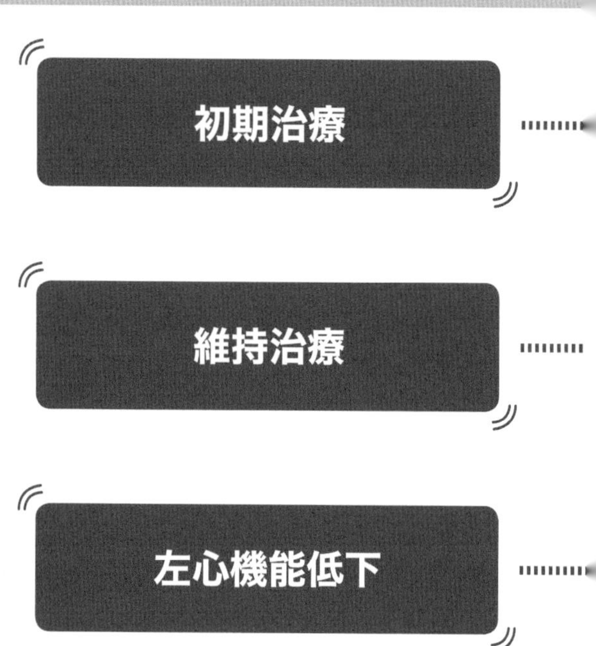

▶ ひとこと MEMO

ACS に対する DAPT の至適投与期間は確定しておらず，薬物溶出性ステントを使用した場合には 6〜12ヵ月の服用期間を基本としています．また PCI を緊急または準緊急に施行するため，DAPT のローディングが必要です．ACS の左心機能低下（LVEF<40%）の場合，心不全に注意しながらβ遮断薬を少量から開始し漸増していくことで，死亡率低下に

バイアスピリン錠(100 mg)1日1回2錠に加え

プラビックス錠 (75 mg)1日1回4錠

or **エフィエント錠** (20 mg)1日1回1錠

バイアスピリン錠，プラビックス錠，エフィエント錠のいずれも抗血小板薬です．

バイアスピリン錠(100 mg)1日1回1錠に加え

プラビックス錠 (75 mg)1日1回1錠 G

or **エフィエント錠** (3.75 mg)1日1回1錠

アーチスト錠 (1.25 mg)1日1回1錠 G

or **メインテート錠** (0.625 mg)1日1回1錠

アーチスト錠，メインテート錠ともに β 遮断薬です．

【表 8 参照（p.197）】

つながると考えられています．ただし，房室ブロックなどの重篤な徐脈を呈している場合には投与を避けます．レニン-アンジオテンシン-アルドステロン系阻害薬の左心機能低下例（LVEF＜40%）における心血管イベント抑制効果は確立されており，ACS の再発を抑制することも期待され，禁忌でないかぎりの全症例に投与しています．

⑤ 脂質異常症に対する治療（一次予防）

ファーストチョイス

上記で効果不十分

▶ ひとこと MEMO

まず薬物治療の前に生活習慣の見直しを相談します．例えば，過食を控えるように指導します．また肉，鶏卵，加工食品の摂りすぎを控え，野菜や魚などを含めたバランスのよい食生活を勧めます．適度な運動習慣（有酸素運動）を毎日 30 分間目標とすることもいいでしょう．3〜6 ヵ月後に改善なければ，スタチンを中心とした薬物治療を開始します．糖尿

リピトール錠 (10 mg)1日1回1錠
or **リバロ錠** (2 mg)1日1回1錠 G

リピトール錠，リバロ錠ともにスタチンです.

上記に加え

ゼチーア錠 (10 mg)1日1回1錠

ゼチーア錠は小腸コレステロールトランスポーター阻害薬です.

【表 10 参照（p.199)】

病，CKD，非心原性脳梗塞，末梢動脈疾患がある高リスク群の場合にはLDL-C値を120 mg/dL未満を目標にします．冠危険因子の個数により0個は低〜中リスク群，1個は低〜高リスク群，2個以上は中〜高リスク群と考えられています.
低リスク〜中リスク群の場合にはLDL-C値を20〜30%の低下を目標にしてもよいと考えます.

⑥ 脂質異常症に対する治療（二次予防）

ファーストチョイス

上記で効果不十分

▶ ひとことMEMO

ACS の既往がある場合には LDL-C 値にかかわりなく，忍容可能な最大用量のストロング・スタチンの使用が推奨されています．LDL-C 値の低下により冠動脈プラークの容積退縮が認められており，発症後早期から少なくとも LDL-C 値の 50%低下，または LDL-C 値 100 mg/dL 未満をめざした積極的な治療を行い，併存する疾患によってはさらに低値を

リピトール錠 (10 mg)1日1回1錠

or **リバロ錠** (2 mg)1日1回1錠 G

リピトール錠，リバロ錠ともにスタチンです．

上記に加え

ゼチーア錠 (10 mg)1日1回1錠

ゼチーア錠は小腸コレステロールトランスポーター阻害薬です．

【表 10 参照（p.199)】

考慮します．LDL-C 値が低いほど心血管イベント再発は少なく，“the lower, the better” と考えられているからです．そのため近年，ACS や高リスク糖尿病の患者群には LDL-C 値 70 mg/dL 未満を目標にする積極的脂質低下療法が推奨されています．

⑦ 2型糖尿病と循環器疾患

ファーストチョイス

セカンドチョイス

▶ ひとことMEMO

2型糖尿病の第一選択薬はメトホルミン錠を考えます．ただ糖尿病治療中に腎障害を認める場合には使用しづらく，その場合にはDPP-4阻害薬や，SGLT2阻害薬，GLP-1受容体作動薬を使用しています．SGLT2阻害薬，GLP-1受容体作動薬は心血管障害，腎障害のリスクを低下させることがわかっています．特に，SGLT2阻害薬は糖尿病の有無にかかわ

冠動脈疾患

メトホルミン錠 (250 mg)1日2回2錠

ビグアナイド類の糖尿病治療薬です．2021 年 12 月にアメリカ糖尿病学会で，「メトホルミンの推奨度は，ASCVD の程度によって判断する」とのコメントが出ています．今後，日本でも変更されてくる可能性はありますが，現状はこのままで行きたいと思います．

フォシーガ錠 (5 mg)1日1回1錠
or トルリシティ皮下注 (0.75 mg)週1回
or オゼンピック皮下注 (0.25 mg)週1回

フォシーガ錠は SGLT2 阻害薬，トルリシティ皮下注とオゼンピック皮下注は GLP-1 受容体作動薬です．

らず，HFrEF や CKD を改善することが報告されています．今後，ASCVD の既往・高リスク，CKD，心不全の患者には薬物治療の早い段階で SGLT2 阻害薬，GLP-1 受容体作動薬の投与を考慮する必要性があります．食事不規則患者では，αグルコシダーゼ阻害薬や速効型インスリン分泌促進薬の食前投与がよいかもしれません．

コラム② 新しい心不全治療薬：1 SGLT2 阻害薬

2020 年 11 月，糖尿病治療薬の SGLT2 阻害薬フォシーガ錠が 2 型糖尿病合併の有無にかかわらず，慢性心不全治療薬として国内で初めて承認されました．SGLT2 とは腎臓の近位尿細管にあるナトリウム・グルコース共輸送体 2 であり，その活性を阻害するのが SGLT2 阻害薬です．糖尿病治療薬として登場しました．SGLT2 の阻害によってグルコースの再吸収を抑制し尿糖として排出し，ナトリウムと水の再吸収も抑制する作用を有して，血糖コントロールをもたらしていましたが，その後の検討で心不全の進行予防効果や予後改善効果のあることが判明しました．

一時，欧米で新規の糖尿病治療薬により心血管イベントの増加が指摘されたことがあったため，新規の糖尿病治療薬に対して心血管イベントのリスク上昇の有無について調べられました．すると，予想外なことに心不全イベントのリスク抑制が示唆され，その後，HFrEF 患者において，標準的治療であるレニン-アンジオテンシン系阻害薬，β遮断薬，ミネラルコルチコイド受容体拮抗薬などにフォシーガ錠を加えた結果，心不全イベントリスクをさらに低下させ，心不全イベントのリスク抑制は糖尿病の有無にかかわらず同等であり，幅広い症例に有効であることが判明しました．フォシーガ錠は投与早期から有効性が示唆されており，浸透圧利尿とナトリウム利尿作用による心負荷軽減による血行動態に対する効果が有効な可能性が考えられます．

●処方例　フォシーガ錠 10 mg　1 日 1 回

＊慢性心不全に対する初期投与量は，フォシーガ錠 10 mg から開始.

1 型および 2 型糖尿病に対する初期投与量は，フォシーガ錠 5 mg から開始．高用量から開始するので多尿，脱水に注意してください.

2021 年 11 月，SGLT2 阻害薬ジャディアンス錠が慢性心不全の適応が承認されました.

●処方例　ジャディアンス錠 10 mg　1 日 1 回
として 10mg を 1 日 1 回

＊ただし，慢性心不全に対して本剤 10 mg 1 日 1 回を超える用量の有効性は確認されていないため，本剤 10 mg を上回る有効性を期待して本剤 25 mg を投与しないこと．また，2 型糖尿病と慢性心不全を合併している場合には，血糖コントロール改善目的にジャディアンス錠を 25 mg に増量することができます.

⑧ 冠攣縮性狭心症

発作時

ファーストチョイス

▶ ひとことMEMO

冠攣縮性狭心症は高齢者に比べ，比較的若い人に多い傾向があります．冠攣縮性狭心症の発作は夜間から早朝にかけて出現することが多いことが報告されています．しかし，日中に発症することもあり，発作の出現状況を詳細に聴取する必要があります．薬物治療としてはカルシウム拮抗薬を中心に，シグマート錠や硝酸薬を併用しています．発作時の心電

ニトロペン錠 (0.3 mg)1回1錠　舌下
or **ミオコール** (0.3 mg)1回1～2噴霧

どちらも硝酸薬です.

ヘルベッサーR錠 (100 mg)1日1～2回 G

カルシウム拮抗薬です.

図変化を捉えることができれば診断につながりますが, 難渋する場合も珍しくありません. 自験例では, 筆者が救急担当の時に最寄りの駅で胸痛を訴えた方が搬送され, 心電図でST変化を認めました. 他施設で長年, 冠攣縮性狭心症を疑われていたようですが, その際初めて心電図変化を捉えることができ, すごく感謝されたことを覚えています.

⑨ 心臓神経症

虚弱な人の動悸

元気な人の動悸

虚血性変化の乏しい胸痛

▶ ひとこと MEMO

動悸や胸痛などを訴えるにもかかわらず，諸検査で症状を捉えることができない場合があり，心臓神経症と考えています．エビデンスのある薬剤はなく，漢方薬を基本としています．体力のない虚弱な人の動悸には炙甘草湯64，体力のある元気な人の動悸には柴胡加竜骨牡蛎湯12を使用しています．炙甘草湯は身体に潤いを与える生薬も多く，皮膚乾燥傾向に

炙甘草湯(しゃかんぞうとう)64 (3.0 g)1日3回3包

柴胡加竜骨牡蛎湯(さいこかりゅうこつぼれいとう)12 (2.5 g)1日3回3包

当帰湯(とうきとう)102 (2.5 g)1日3回3包

適しており，高齢者の患者さんに有用です．柴胡加竜骨牡蛎湯12はやや神経質になって，オドオドしている雰囲気の方に良いと思います．また，心筋虚血が否定され，冠攣縮が考えにくい胸痛の方には当帰湯(とうきとう)102を使用します．循環器領域にも漢方治療が使われ始めているので，知っておくと「次の一手」に便利です．

① 急性動脈閉塞性疾患

ファーストチョイス

▶ ひとこと MEMO

近年，非侵襲的治療である血管カテーテル検査および治療が行われることが多く，大動脈の壁在血栓やプラークの一部が遊離して，塞栓源となり，合併症として PAD を認めることがあります．腎臓で起こると急性腎障害を惹起し，皮膚では網状皮斑を，足趾でおこると blue toe 症候群と呼ばれる虚血性病変を生じます．PAD は急性と慢性とに区別されますが，

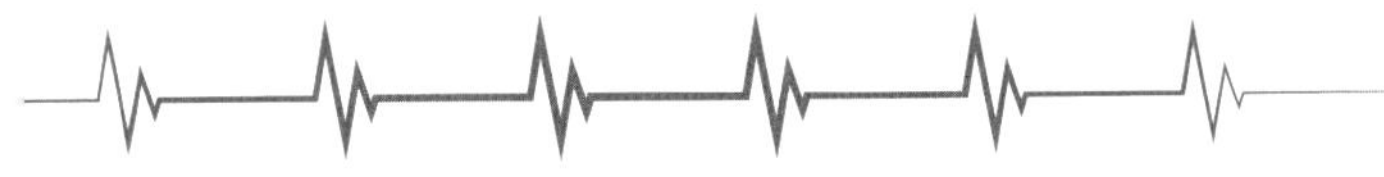

循環器専門医へ救急搬送

急性動脈閉塞の症状としては“5 P”，すなわち疼痛（pain），脈拍喪失（pulselessness），蒼白（pallor），知覚鈍麻（paresthesia），運動麻痺（paralysis）がよく知られています．一般診療においても偶発的に診療することがあり，重篤な病態に至る可能性もあるため，速やかな循環器専門医への紹介を勧めます．

② 下肢閉塞性動脈硬化症

ファーストチョイス

▶ ひとこと MEMO

間欠性跛行を認める場合，治療の主な目的は脳・心血管イベントの予防になります．ASO は他の血管疾患の合併率が高く，1 年以内に局所治療（血行再建術，切断術）を受けるリスクと，脳・心血管イベントを起こすリスクがほぼ同じであると報告されています．ABI 検査が有用と思われますが，動脈硬化が強い場合には正常範囲値になり慎重な判読が必要

プレタール錠(100 mg) 1日2回2錠 G

抗血小板薬です.

【表 8 参照(p.197)】

です. プレタール錠は歩行能と QOL の改善を認め, 心不全の兆候がない場合に使いやすい薬です. 薬理作用に心拍数増加作用があり, 心疾患を有する患者では発作を誘発しやすいので注意します. また, 心不全徴候がなくても動悸症状で投薬を中止せざるを得ない場合もあります. その場合には間欠性跛行の改善を期待できるアンプラーグ錠を使用します.

③ 重症下肢虚血

ファーストチョイス

効果不十分

▶ ひとこと MEMO

CLI とは慢性動脈閉塞による下肢の重症虚血であり，安静時の疼痛または潰瘍・壊死を伴い，血行再建なしでは組織の維持が行えない病態です．CLI に陥る危険因子は，喫煙の継続，糖尿病，ABI 低値であり，禁煙は ASO 悪化の抑制だけでなく，CLI への進展抑制も期待できます．抗血小板薬は ASO においてはすべての患者に推奨されていますが，抗血小板薬

専門医による血行再建術 G

末梢動脈疾患

注射用アルプロスタジル (20 μg)

0.1〜0.15 ng/kg/分

プロスタグランジン E_1 製剤です.

が CLI の予後を改善したとのエビデンスはありません. CLI の第一選択治療法は血行再建術です. 効果不十分であれば, 創傷治癒を遅延させる目的にプロスタグランジン製剤の投与を考慮します. 糖尿病患者では自律神経障害を併発していることがあり, 虚血があっても疼痛を自覚しにくく発見が遅れる可能性があるため, 日頃からのフットケアを勧めます.

① 大動脈瘤

胸部　50〜60 mm
胸腹部　60　mm
腹部　50〜55 mm

130/80 mmHg
未満を目標

▶ ひとことMEMO

喫煙者の場合，まずは禁煙指導です．そして大動脈弁疾患では 130/80 mmHg 未満を目標に厳格な血圧管理が望まれます．降圧薬の選択は，併存疾患との兼ね合いを含め，短期・長期予後や薬物コンプライアンスを考慮して選択すべきです．β遮断薬に大動脈瘤の拡大を抑制できたという報告はありませんが，慢性心不全や冠動脈疾患などの併存疾患に

手術適応
(人工血管置換術 or TEVAR)

メインテート錠 (5 mg)1日1回1錠
or **タナトリル錠** (5 mg)1日1回1～2錠
or **ブロプレス錠** (4 mg)1日1回1～2錠

メインテート錠はβ遮断薬，タナトリル錠はACE阻害薬，ブロプレス錠はARBです．効果不十分の場合，メインテート錠とタナトリル錠を併用あるいはメインテート錠とブロプレス錠を併用する．

よっては有益な場合もあります．β遮断薬以外の降圧薬でも大動脈瘤の拡大を抑制できたという報告はありません．大動脈瘤は大きくなるほど破裂する可能性が増大します．形状では紡錘形よりも嚢状のほうが破裂のリスクが高いです．そのため，嚢状の場合は紡錘状よりも大動脈径が小さいにもかかわらず，より早期に手術適応とされることが多いです．

② 大動脈解離（急性期）

Stanford A 型

Stanford B 型

▶ ひとこと MEMO

大動脈解離は突然発症し，緊急対応を要する疾患です．上行大動脈から裂けるA型解離はきわめて予後不良です．発症後に致死率が1時間当たり1～2%上昇すると報告されており，内科治療はきわめて不良のため，速やかに緊急手術が必要です．下行大動脈から裂けるB型解離はすぐには破裂しないことが多く，安静と心拍・血圧コントロールを開始します．

緊急手術

メインテート錠 (5 mg)1日1回1錠
or タナトリル錠 (5 mg)1日1回1〜2錠
or ブロプレス錠 (4 mg)1日1回1〜2錠

心拍数 60/分以下

and　100≦収縮期血圧≦120 mmHg.

メインテート錠は β 遮断薬，タナトリル錠は ACE 阻害薬，ブロプレス錠は ARB です．前項と同じく，効果不十分の場合はメインテート錠とどちらかを併用します．基本は 1 剤から，不十分なら重ねるというスタンスです．

ただし，B 型の中でも状態悪化が危惧される場合を complicated タイプと考え，①切迫破裂，②主要分枝への血流障害，③持続痛，④血圧コントロールが難しい，⑤急速拡大，などを認める場合は速やかな根本的治療を検討する必要があります．外科的な人工血管置換術が一般的でしたが，最近はカテーテル治療の TEVAR の有効性が確立されています．

③ 大動脈解離（慢性期）

ファーストチョイス

▶ ひとことMEMO

慢性期大動脈解離の最大の目的は，再解離と破裂の予防です．また，以前に大動脈疾患治療を行った患者では心筋梗塞や脳卒中といったASCVDのリスクが高いため，いずれにしても血圧，脂質，動脈硬化危険因子などの改善を目的にした内科治療が重要です．最も大切なのは血圧管理であり，降圧目標値は130/80 mmHg未満です．インデラル錠といった

危険因子改善の内科治療

β遮断薬は解離後のイベント発生率の低下をもたらし，Marfan 症候群の大動脈瘤径の拡大を抑えることが報告されています．また脂質異常の改善や糖尿病のコントロール，禁煙などの内科治療が重要です．2 年後までは定期的な画像検査を行う必要があり，日常生活の中で適度な運動（ウォーキングや軽いランニング）は推奨しています．

① 深部静脈血栓症

ファーストチョイス

▶ ひとこと MEMO

DVT を疑った場合には病歴や症状，身体所見，危険因子から Wells スコアを用いて検査前臨床的確率を評価しています．また血液検査で D-dimer 値を組み合わせることも経験的に行っています．近年，DVT に対して DOAC が使用されるようになってきましたが，ワーファリン錠（PT-INR 2.0～3.0 を目標）が長年使用されており，唯一長期成績がある抗凝固

ワーファリン錠 (PT-INR 2.0〜3.0) G
or **リクシアナ錠** (30 mg)1日1回　1〜2錠

ワーファリン錠はクマリン系薬，リクシアナ錠はDOAC です.

【表 5･11 参照（p.193, 200)】

薬です．速やかに抗凝固治療を要する際には未分化ヘパリンを開始後にワーファリン錠を使用することもあります．リクシアナ錠使用時にも初期にはヘパリンなどの治療が原則必要です．治療期間は少なくとも 3ヵ月間の投与を行っています．リクシアナ錠使用時に，体重 60 kg 以下，または Ccr 50 mL/分以下の場合には 30 mg に減量します.

② 急性肺血栓塞栓症

ファーストチョイス

▶ ひとこと MEMO

低リスクまたは中リスクの急性 PTE に対しては，DVT 同様に速やかに抗凝固治療を要するため，未分化ヘパリンを開始し，その後ワーファリン錠を併用していることが多いです．また近年，出血合併症が少ないことから，初期・維持療法に DOAC の使用も推奨されてきています．急性 PTE の 90%は自覚症状から疑い，診断の手掛かりになっています．

ワーファリン錠 (PT-INR 2.0～3.0) G

or **リクシアナ錠** (30 mg)1日1回　1～2錠

ワーファリン錠はクマリン系薬，リクシアナ錠はDOAC です.

【表 5・12 参照（p.193, 200）】

呼吸困難，胸痛は主要症状であり，ほかに頻呼吸，咳嗽，血痰などがあります．胸部 X 線や心電図所見は判読が難しい場合もあり，逆に所見が乏しいにもかかわらず症状が急を要する場合には，急性大動脈解離や虚血性心疾患などともに，急性 PTE も疑う必要があります．臨床的に Wells スコアや改訂ジュネーブ・スコアも有用と考えます.

③ 慢性肺血栓塞栓症

ファーストチョイス

▶ ひとことMEMO

慢性PTEは器質化血栓により肺動脈が狭窄，閉塞して肺高血圧を合併し，労作時の呼吸苦などの症状が現れやすくなります．心エコー検査で右心室から左心室への圧排所見を認め，慢性PTEを疑うことがあります．正確な診断には，肺換気/血流シンチ検査や胸部造影CT検査を要するため，設備を有する循環器専門医への紹介を勧めます．発症機序は明らか

専門施設へ紹介

血栓症

【表 12 参照（p.200)】

でなく，また基礎疾患としては血液凝固異常や心疾患，悪性腫瘍などが認められますが，多くは明らかな基礎疾患はありません．胸部 X 線上，異常所見が認められない場合や，肺野に所見が乏しい場合には，動脈血液ガス分析を考慮します．手術適応がある場合には肺動脈内膜摘除術が，ない場合には肺血管拡張薬のアデムパスの有効性が確認されています．

① LVEF の低下した心不全：I

ファーストチョイス

上記に加えて

▶ ひとこと MEMO

収縮機能障害による LVEF の低下した心不全（HFrEF：LVEF<40%，通称ヘフレフ）では，交感神経系，レニン-アンジオテンシン系が賦活化され，進行性の左室拡大と収縮性の低下を認め，リモデリングを生じることが示されています．その結果，死亡，心不全の悪化につながると考えられ，ACE 阻害薬および ARB は生命予後，心血管イベントに対す

ブロプレス錠 (4 mg)1日1回1錠

or **レニベース錠** (2.5 mg)1日1回1～2錠 G

ブロプレス錠はARB，レニベース錠はACE阻害薬です．

アーチスト錠 (1.25 mg)1日2回2錠

or **メインテート錠** (0.625 mg)1日1回1錠

アーチスト錠，メインテート錠ともβ遮断薬です．

【表 13, 図 9（p.201, 202）】

る効果が明らかになっています．ただし，腎機能に与える影響や高カリウム血症，低血圧などに注意します．またβ遮断薬は生命予後の改善，死亡率の低下が報告されており，開始にあたっては忍容性を確認しながら，例えばアーチスト錠では 2.5 mg/日を開始量として，自覚症状や血圧，胸部レントゲン検査を参考に漸増する必要があります．

② LVEF の低下した心不全：Ⅱ

ファーストチョイス

上記に加えて

▶ ひとことMEMO

収縮機能障害によるLVEF の低下した心不全（HFrEF：LVEF＜40%）患者では，利尿薬がうっ血症状を軽減するためにもっとも有効な薬剤と考えます．ループ利尿薬は心不全の急性増悪期のうっ血症状や，慢性期に至っても多くの場合に長期使用されています．しかし，低カリウム血症，下腿浮腫，血圧上昇などの偽性アルドステロン症を惹起し，致死性

88002-895 JCOPY

ラシックス錠 (20 mg)1日1回2錠 G

or **ルプラック錠** (4 mg)1日1回1〜2錠

ラシックス錠，ルプラック錠とも利尿薬です．

アルダクトンA錠 (25 mg)1日2回2錠 G

or **セララ錠** (25 mg)1日1回1錠

アルダクトンA錠，セララ錠とも利尿薬です．

【表 13, 図 9（p.201, 202)】

不整脈の出現に至ることも同時に注意する必要があります．MRAもまた生命予後の改善が報告されています．LVEF35％未満の有症状に対して積極的に投与推奨されていますが，レニン-アンジオテンシン系阻害薬と共に使用した場合には，血清カリウムの上昇や腎機能障害をチェックしておきます．

コラム③ 新しい心不全治療薬：2 ARNI

2020年6月，アンジオテンシン受容体/ネプリライシン阻害薬（ARNI）であるエンレスト錠が慢性心不全治療薬として承認されました．エンレスト錠はサクトビトリル（ネプリライシン阻害薬）とバルサルタン（ARB）が1：1で含まれている構造でARNIと呼ばれる新しい治療薬です．エンレスト錠を服用すると体内で速やかにサクトビトリルとバルサルタンに分離されます．生体内では利尿作用や血管拡張作用を有するANPやBNPが分泌され「心保護」作用として働きますが，心不全ではこれらの作用が相対的に不足傾向になります．またANPやBNPは生体内でネプリライシンと呼ばれる酵素によって分解されますが，サクトビトリルはネプリライシンを阻害し，その結果ANPやBNP量が増加し，利尿作用や血管拡張作用が働き心負荷軽減につながります．

一方，ネプリライシンは「心負荷」作用であるアンジオテンシンIIも分解する作用を有していますが，ネプリライシンが阻害されると「心負荷」作用のアンジオテンシンIIが活性化されてしまうことになります．そのためアンジオテンシンIIを阻害するARBであるバルサルタンが働き，血管拡張作用，血圧低下作用を示します．エンレスト錠はサクトビトリルによるネプリライシン阻害作用により体液量を軽減し，そしてバルサルタンにより血圧低下することで心不全改善効果が期待されます．またエンレスト錠はHFrEFに有用であり，HFpEFには有効性が認められていません．

●処方例　エンレスト錠 50 mg 1 日 2 回

＊レニン-アンジオテンシン系阻害薬から切り替えて投与します.

＊2021 年 9 月，エンレスト錠の「高血圧症」の効能追加が承認. ただし，原則，第一選択薬としません.

●高血圧症の開始用量：

エンレスト錠 200 mg 1 日 1 回

年齢，症状により適宜増減するが，最大投与量は 1 回 400 mg を 1 日 1 回とする.

【エンレスト錠の禁忌】

・過敏症の既往がある患者
・ACE 阻害薬を投与中，あるいは投与中止から 36 時間以内の患者
・血管浮腫の既往歴のある患者
・アリスキレンフマル酸塩を投与中の糖尿病患者
・重度の肝機能障害（Child-Pugh 分類 C）のある患者
・妊婦又は妊娠している可能性のある女性

コラム④ 新しい心不全治療薬：3 I_fチャネル阻害薬，HCNチャネル遮断薬

2019年9月，β遮断薬を含む慢性心不全の標準的な治療を受けていて，洞調律かつ投与開始時の安静心拍数が75/分以上の患者に対する慢性心不全治療薬としてコララン錠が国内で承認されました．心不全ではその予後と心拍数との間に負の相関関係が認められており，β遮断薬は陰性の変力作用を有し，HFrEFでは使いにくいこともありました．HFrEFでは洞調律での安静心拍数が70/分を超えると死亡や入院のリスクが高まります．I_fチャネル阻害薬コララン錠は心収縮能には一切影響を与えず，純粋に心拍数だけを低下させ心不全入院の改善を認めた薬である．洞結節のペースメーカ電流である過分極活性化陽イオン電流（I_f）は主に，HCN4チャネルにより形成されていて，コララン錠はこのHCN4チャネルをブロックしI_fチャネルを阻害することで心拍数を減少させる作用を示します．

β遮断薬を忍容性のある最大投与量まで増量して，標準的な慢性心不全に対する治療を行っても安静心拍数が70/分を超えるとコララン錠が推奨され，安静心拍数が70/分未満の場合にはエンレスト錠が推奨されます．コララン錠はβ遮断薬と異なり心拍出量の低下による心不全症状の悪化はきたしにくく，運動耐容能が損なわれません．コララン錠は視細胞にあるHCN1チャネルも阻害するため光に対する感受性が亢進し，眩しく感じる光視症という特徴的な副作用を認めることがあるので車の運転などに注意を要します．

●処方例　コララン錠 2.5 mg　1 日 2 回

＊目標心拍数は安静時心拍数 60 回/分であり，必要に応じて 2 週間以上の間隔で増減していきます．
＊1 回投与量は 2.5 mg，5 mg，7.5 mg のいずれかです．

【コララン錠の注意事項】

安静時心拍数が 50 回/分を下回る場合や，徐脈に関連と判断しためまい，倦怠感，低血圧などの症状出現時には減量します．

【コララン錠の禁忌】

・高度の低血圧（収縮期血圧 90 mmHg 未満または拡張期血圧 50 mmHg 未満の場合）
・強い CYP3A 阻害作用のある薬剤との併用（クラリスロマイシンやイトコナゾールなど）
・中等度の CYP3A 阻害作用のあり，心拍数減少増強の可能性がある薬剤との併用（ベラパミルやジルチアゼムなど）

コラム⑤ 新しい心不全治療薬：4 sGC 刺激薬

HFrEF に対する治療薬として，ARNI，β遮断薬，MRA が使用され，最近では SGLT2 阻害薬も使用されるようになりました．これら 4 つの薬剤は海外のアニメヒーローにちなみ“The fantastic four”と呼ばれることがあります．加えて 2021 年 6 月に新機序の慢性心不全治療薬である，可溶性グアニル酸シクラーゼ（sGC）刺激薬，ベリキューボ錠が承認されました．

本来，体内では内因性の一酸化窒素（NO）が sGC に働き，cGMP を介して血管拡張作用や心臓リモデリング，線維化，炎症などに対して抑制的に働いています．しかし，心不全では酸化ストレスや炎症に伴い内皮機能が障害され，NO の生体利用効率が減少します．その結果，sGC の活性が低下して，cGMP が欠如することで血管収縮や心機能低下が引き起こされています．ベリキューボ錠は sGC を直接刺激して，cGMP が産生され，血管拡張作用や心筋保護作用をもたらすと考えられています．HFrEF 患者に対し，ガイドラインに基づく薬物治療にベリキューボ錠を追加投与することにより，「心血管死や心不全での初回入院」が有意に減少しました．

副作用として，症候性低血圧を認めます．また浮動性めまい，頭痛，消化不良などを認めます．

●処方例　ベリキューボ錠 2.5 mg　1日1回

＊2週間間隔で1回投与量を5 mgおよび10 mgに段階的に増量します．なお，血圧など患者の状態に応じて適宜減量します．

【ベリキューボ錠の注意事項】

血管を拡張し血圧を低下させる作用をもつため，定期的な血圧測定をお願いします．

【ベリキューボ錠の禁忌】

同じsGC刺激薬であるリオシグアト（アデムパス錠）との併用（降圧作用の増強の恐れがあるため）．

③ LVEF の保たれた心不全

うっ血症状の改善

▶ ひとこと MEMO

LVEF の保たれた心不全（HFpEF：LVEF≧50%，通称ヘフペフ）患者の生命予後を改善する治療は確立されていないのが実情である．HFpEF 患者は心不全患者の約半数を占めるとされ，高齢者に多く，症状のため QOL の低下が予想され，症状の軽減を念頭においた治療を考えます．基本的治療としては自覚症状であるうっ血症状を軽減するためにもっとも有

ラシックス錠 (20 mg)1日1回2錠 G

or **ルプラック錠** (4 mg)1日1回1～2錠

ラシックス錠，ルプラック錠とも利尿薬です．

効な薬剤を使用します．利尿薬は心不全の急性増悪期のうっ血症状や慢性期に至っても多くの場合，EF によらず心不全の症候を改善することから長期使用されています．また心不全増悪に結びつく併存症（冠動脈疾患，高血圧症，糖尿病，CKD，心房細動，貧血，COPD，肥満など）に対してしっかり介入することが治療につながると考えます．

④ LVEF が軽度低下した心不全

ファーストチョイス

▶ ひとこと MEMO

これまで収縮能が維持され拡張障害が主体の HFpEF と，収縮能が低下した HFrEF に分けて考えられていましたが，明確に分けることが難しいケースも多々見受けられました．そのためそれら 2 つの中間に軽度の収縮能低下を認める HFmrEF（通称ミッドレンジ）が定義されました．基礎疾患の分布は HFrEF に近く虚血性心疾患の占める割合が高いとされ

個々の病態に応じて判断

併存疾患に対しレニン-アンジオテンシン系や，β遮断薬，MRAにより症状改善を図る．

ています．また心房細動の頻度はHFrEFよりもHFmrEFのほうが高い傾向にあります．まだ具体的な病態の特徴は捉えられておらず，HEmrEFはHFpEFよりもHFrEFの病態に近いのかもしれませんが，今後の検討を待ちたいと思います．HFmrEF患者にはレニン-アンジオテンシン系，β遮断薬，MRAを個々の病態に応じて使用します．

⑤ 急性心不全の初期対応

ファーストチョイス

上記に加えて

▶ ひとこと MEMO

急性心不全は初発の場合と，治療中に生じる慢性心不全の急性増悪の 2 つがあります．大部分は左心不全であり，通常は急性心原性肺水腫，全身的な体液貯留，低心拍出による低灌流のいずれかのパターンをとります．診察時の収縮期血圧によって 3 つに分けたクリニカルシナリオ 1～3 の分類により初期対応を行い，循環器専門医に call します．さらに的確

ニトロペン錠 (0.3 mg)1回1錠　舌下
or **ミオコール** (0.3 mg)1回1～2噴霧 G

ニトロペン錠，ミオコールどちらも硝酸薬です．

非侵襲的陽圧換気(NPPV)

【図 10 参照（p.203）】

な急性期治療を行うために，うっ血の有無（wet or dry）および低灌流の有無（warm or cold）の 4 分類を参考に病態を捉えます．急性心原性肺水腫はクリニカルシナリオ 1 の病態であり，起坐呼吸を示し，酸素飽和度 90%未満であることが多いです．NPPV や硝酸薬舌下またはスプレーを使い，呼吸困難および酸素化の改善をめざすようにしましょう．

コラム⑥ 慣れない「γ（ガンマ）計算」

病院で勤務されている先生方にはどうしても必要な計算．それが「γ（ガンマ）計算」です．特に，カテコラミンを投与する際に必要になってきます．

計算式は「1γ＝1μg（マイクログラム）/体重 1 kg あたり/min（分）」です．

1γとは「患者さんの体重 1 kg に対して 1 分間に 1 μg の薬を投与する」ことです．

しかし，通常「γ」なんて見慣れない単位であるため，見やすいかたちに変更してみます．

1γ＝1 μg/体重 1 kg あたり/min
　＝0.001 mg/体重 1 kg あたり/min
　【1 μg＝0.001 mg と「mg」に変更】
　＝0.001 mg/体重 1 kg あたり×60/hr
　【1 分を 1 時間にするため，60 をかける】
　＝0.06 mg/体重 1 kg あたり/hr

1γ＝0.06 mg/体重 1 kg あたり/hr×体重（kg）

例えば，50 kg の患者さんの場合に「1γ」の薬剤を投与するには，

1γ＝0.06 mg/体重 1 kg あたり/hr×50 kg
　＝3.0 mg/hr

さらに「mg/hr」⇒「mL/hr」へ変更してみましょう.

例えば，カタボンHi 200 mLには塩酸ドパミン600 mgが配合されています.

体重50 kgの患者さんに「1γ」で塩酸ドパミンを投与しようとすると，

1γ＝3.0 mg/hrなので，「1γ＝3.0 mg/hr×200 mL÷600 mg＝1 mL/hr」となります.

つまり，1γ＝3.0 mg/hr＝1.0 mL/hrということです.

⑥ 慢性腎臓病

ファーストチョイス

セカンドチョイス

▶ ひとこと MEMO

CKD になると動脈硬化をはじめとして，高血圧，心不全，急性冠症候群，弁膜症，不整脈との関連性を認めることが報告されています．高血圧は腎障害の悪化要因であると同時に，腎障害自体が高血圧の原因になり，腎機能が軽度～中等度程度の低下であればレニン-アンジオテンシン系阻害薬（ACE 阻害薬または ARB）を考慮します．降圧目標は 130/

オルメテック錠 (10 mg)1日1回1～2錠
or **タナトリル錠** (5 mg)1日1回1錠

オルメテック錠はARB，タナトリル錠はACE阻害薬です．

フォシーガ錠 (10 mg)1日1回1錠

SGLT2阻害薬です．

【図1参照（p.186）】

80 mmHg未満を目標とします．腎機能中等度低下例では少量から開始したほうがよいでしょう．また，2021年8月，糖尿病の有無にかかわらずCKD患者に対する腎保護作用が示されたことで，SGLT2阻害薬のフォシーガ錠が腎保護薬と承認されました．SGLT2阻害薬内服開始後は血清クレアチニン値が軽度上昇することもありますので経過をみます．

⑦ フレイルと心不全

食欲低下

下腿むくみ

▶ ひとこと MEMO

フレイルとは高齢者の心身の活力が低下した状態であり，ちょっとした感染症や外傷により要介護状態になりやすい虚弱な状態を指します．心不全にフレイルを合併すると，生命予後が不良になることが報告されています．特別な治療方法はなく，「食べる」という当たり前のことができなくなると，栄養不良，体重減少をきたし心不全の悪化につながりやすい

六君子湯(りっくんしとう)㊸ (2.5 g)1日3回3包

真武湯(しんぶとう)㉚ (2.5 g)1日3回3包

と思います．高齢者は熱量が少なく，身体に冷えがあると水分の貯留を認めやすいので，身体を温め，水分の停滞を改善する六君子湯(りっくんしとう)㊸は使いやすい方剤と考えます．また ADL 低下により外出する頻度が減るため，下腿にむくみに生じやすくなります．そのようなときに下肢の浮腫みを改善し，同様に身体を温める真武湯(しんぶとう)㉚を使うことが多いです．

⑧ サルコペニアと心不全

ファーストチョイス

▶ ひとこと MEMO

サルコペニアはギリシア語で「筋肉」を意味するサルコ（sarco）と，喪失を表すペニア（penia）の造語で，筋肉量が減少して筋力や身体機能が低下している状態をいいます．フレイルには身体的フレイル，社会的フレイル，そして精神的フレイルの多面性があります．この身体的フレイル，社会的フレイルなどの背景と，加齢などにより活動性の低下や食

通所リハビリテーション

欲不振を認めるとサルコペニアを容易に呈します．もともと高齢者心不全患者は長期入院により筋萎縮や筋肉量低下を認め，短期的な効果は得られにくいと思います．そのためフレイルとサルコペニアの悪循環を断ち切るためにも，長期的なリハビリの活用とその継続のための環境づくりが必要です．食べること，動くこと，この2点が重要と考えます．

⑨ 在宅緩和医療と心不全

ファーストチョイス

▶ ひとこと MEMO

心不全パンデミックといわれ，高齢者の心不全は悪化・軽快を繰り返すごとに心機能は衰え，自宅での看護，介護を必要とする患者も増えてくると思います．末期心不全に対して緩和ケアの必要性は検討されていますが，具体的な治療法や介入するタイミングは確立されていません．心不全の最終段階における身体症状や精神症状はがんと同様に多岐にわた

病期に応じた心不全治療

り，QOL の低下につながります．心不全とがんの緩和ケアの違いは，末期症状とはいえ心不全に対する治癒的な治療は継続され，緩和的な症状管理の治療度合いの割合が増加していくことです．多様な医療専門職がチームを形成して患者・家族にかかわることで，それぞれの視点から情報や知識が共有され，質の高いケアを提供することが可能と思われます．

① 閉塞性肥大型心筋症

ファーストチョイス

▶ ひとこと MEMO

肥大型心筋症は労作時の息切れや胸痛，呼吸困難などの心不全症状を自覚することがあります．多くの場合は左室拡張障害を伴う HFpEF の病態を呈しますが，閉塞性肥大型心筋症では心拍出量低下により心不全症状が悪化しやすくなります．また肥大型心筋症で懸念されるのは突然死です．肥大型心筋症関連死の約 40%を占めると報告されています．突然

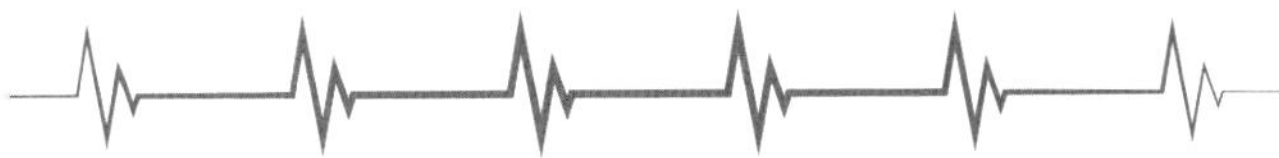

アーチスト錠 (2.5 mg)1日2回2錠

or **メインテート錠** (1.25 mg)1日1回1錠

アーチスト錠，メインテート錠ともβ遮断薬です．

【図11参照（p.204）】

死の危険因子として，①突然死の家族歴，②原因不明の失神，③著明な左室肥大，④Holter心電図による非連続性心室頻拍，⑤運動中の血圧異常反応があり，患者背景も考慮したうえで突然死予防のためICDを考慮します．閉塞性肥大型心筋症の治療には圧較差増大をきたす利尿薬やレニン-アンジオテンシン系薬剤は一般的には使用されません．

② 非閉塞性肥大型心筋症

ファーストチョイス

▶ ひとこと MEMO

非閉塞性肥大型心筋症の治療では，β遮断薬やカルシウム拮抗薬が拡張障害に起因する自覚症状（労作時息切れ，胸痛，失神，動悸）を改善することが報告されています．β遮断薬は運動時の頻拍に伴う左室拡張末期圧の上昇を抑制します．またカルシウム拮抗薬は陰性変力作用による拡張機能の改善を期待して用いられます．肺うっ血を認め，症状が改善され

アーチスト錠 (2.5 mg)1日2回2錠
or **メインテート錠** (1.25 mg)1日1回1錠

アーチスト錠, メインテート錠ともβ遮断薬です.

【図 11 参照（p.204)】

ない場合には少量の利尿薬を使用することもあります. レニン-アンジオテンシン系薬剤の有効性が報告されていますが, 症状軽減作用や長期予後改善効果は確立されていないのが現状です. まったく無症状の非閉塞性肥大型心筋症に対する薬物治療のエビデンスも確立されていないため, 併存疾患の治療が心不全の悪化抑制にも有用と考えられます.

③ 拡張相肥大型心筋症

ファーストチョイス

上記に加えて

▶ ひとことMEMO

LVEF＜50％の拡張相肥大型心筋症では，左室駆出率が低下した心不全（HFmrEF あるいは HFrEF）の標準的な薬物治療が基本となります．レニン-アンジオテンシン系阻害薬，β遮断薬，MRA，利尿薬による標準的な治療が推奨されます．収縮機能障害は交感神経系，レニン-アンジオテンシン系が賦活化され，進行性の左室拡大と収縮性の低下を認め，その

ブロプレス錠 (4 mg)1日1回1錠 G
or **レニベース錠** (2.5 mg)1日1回1～2錠

ブロプレス錠はARB，レニベース錠はACE阻害薬です．

アーチスト錠 (1.25 mg)1日2回2錠 G
or **メインテート錠** (0.625 mg)1日1回1錠

アーチスト錠，メインテート錠ともβ遮断薬です．

【図11参照（p.204）】

後リモデリングを生じて死亡，心不全の悪化につながると考えられています．またβ遮断薬は生命予後の改善，死亡率の低下を，そして利尿薬はうっ血症状を軽減するため長期に使用されています．しかし，これらの標準的治療に反応しない重度の心不全症状を呈する肥大型心筋症では，心臓再同期療法や補助人工心臓，心臓移植の適応となります．

④ 拡張型心筋症（2 次性を含む）：I

ファーストチョイス

上記に加えて

▶ ひとこと MEMO

拡張型心筋症は通常左室収縮機能障害を有し（LVEF<40%），駆出率の低下した HFrEF の標準的治療が基本になります．レニン-アンジオテンシン系阻害薬，β 遮断薬による標準的な治療が推奨されます．HFrEF では慢性期に交感神経系，レニン-アンジオテンシン系が賦活化され，進行性の左室拡大と収縮性の低下を認めます．その後リモデリングを生

ブロプレス錠 (4 mg)1日1回1錠 G
or **レニベース錠** (2.5 mg)1日1回1〜2錠

ブロプレス錠はARB，レニベース錠はACE阻害薬です．

アーチスト錠 (1.25 mg)1日2回2錠 G
or **メインテート錠** (0.625 mg)1日1回1錠

アーチスト錠，メインテート錠ともβ遮断薬です．

【表13，図9･10参照（p.201〜203）】

じ，死亡，心不全の悪化につながると考えられています．このような神経体液性因子の悪循環を阻害することにより左室リモデリングを抑制し，予後を改善します．またβ遮断薬は生命予後の改善，死亡率の低下を認めます．治療が奏効してリバースリモデリング（リモデリングの改善）が得られた場合でも，薬物療法を中止することは好ましくありません．

⑤ 拡張型心筋症（2 次性を含む）：Ⅱ

ファーストチョイス

上記に加えて

▶ ひとこと MEMO

利尿薬は収縮機能障害による HFrEF に対して，うっ血症状を軽減するためにもっとも有効な薬剤と考えます．ループ利尿薬は心不全の急性増悪期のうっ血症状や慢性期に至っても，多くの場合長期使用されています．MRA もまた生命予後の改善が報告されています．LVEF＜35％の有症状に対して MRA は積極的に投与推奨されていますが，レニン-アンジ

ラシックス錠 (20 mg)1日1回2錠 G
or **ルプラック錠** (4 mg)1日1回1～2錠

ラシックス錠，ルプラック錠とも利尿薬です．

アルダクトンA錠 (25 mg)1日2回2錠 G
or **セララ錠** (25 mg)1日1回1錠

アルダクトンA錠，セララ錠とも利尿薬です．

【表13, 図9・10参照（p.201～203）】

オテンシン系阻害薬と共に使用した場合には，血清カリウムの上昇や腎機能障害をチェックしておく必要があります．そして，適切な標準的治療にも抵抗性であり，心電図上洞調律，左脚ブロック QRS 120 msec 以上を認め，LVEF≦35％の場合には心臓再同期療法も考慮する必要があります．

① 僧帽弁閉鎖不全症

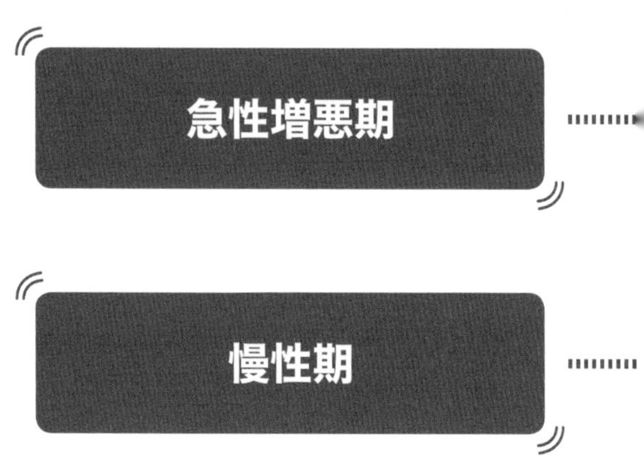

▶ ひとことMEMO

MRのうち，僧帽弁弁尖や腱索の構造異常によるものを一次性と呼び，拡張型心筋症や虚血性心疾患などに認められるものを二次性と区別しています．一次性の重症MRに対しては，近年の僧帽弁形成術の普及と技術向上を踏まえ，無症状の症例に対しても積極的に形成術を行う方向となっています．二次性の場合，心不全症状の半数以上にみられ，心筋梗

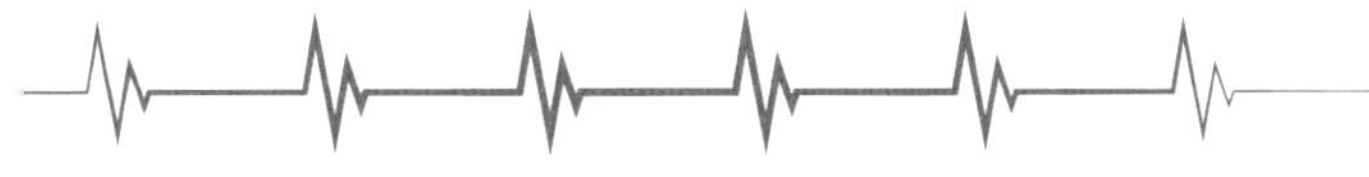

ラシックス錠 (20 mg)1日1回2錠 G

or **ルプラック錠** (4 mg)1日1回1～2錠

ラシックス錠，ルプラック錠とも利尿薬です．

ブロプレス錠 (4 mg)1日1回1錠

or **レニベース錠** (2.5 mg)1日1回1～2錠 G

ブロプレス錠はARB，レニベース錠はACE阻害薬です．

塞の 20～40%にもみられます．肺うっ血や浮腫などの心不全徴候の悪化時には，利尿薬を用いて自覚症状の軽減に努めるようにします．心不全のリモデリング進展を抑えるため，早期からレニン-アンジオテンシン系阻害薬やβ遮断薬を開始する必要があります．リバースリモデリングにより，MRが改善する場合もあります．

② 僧帽弁狭窄症

症状を有する
MVA≦1.5 cm^2

症状が少ない
MVA＞1.5 cm^2

▶ ひとこと MEMO

MS のほとんどはリウマチ性ですが，先進国においては大幅に減少しています．一方，高齢者では弁輪石灰化などの変性による MS が増加しています．また透析患者においては弁尖全体の加齢性石灰化による MS が認められます．この場合，交連部の癒合なしで MS をきたし，通常のリウマチ性 MS と異なり，進行が緩徐であるという報告があります．心

手術

MVA とは僧帽弁口面積のことであり，僧帽弁レベルの短軸像で弁口をトレースすることにより MVA を計測する.

経過観察

不全徴候の自覚症状が悪化する時には，利尿薬やジギタリス製剤，β 遮断薬を中心に対症療法を行います．MS は高率に心房細動を伴い，その場合には血栓予防のためワーファリン錠を用いた抗凝固療法が必須です．高齢者では PT-INR 1.6～2.6 を目標とします．中程度以上の MS に伴う心房細動に対して，DOAC を用いることは推奨されていません.

③ 僧帽弁狭窄症および機械弁置換術後の抗凝固療法

ファーストチョイス

▶ ひとこと MEMO

MS および機械弁置換術後の抗凝固療法は，ワーファリン錠のみ使用可能です．同じ生活スタイルや食事内容であっても PT-INR は変動することがあり，適宜血液検査を行う必要があります．鼻血や歯肉出血などを容易に認める場合には，ワーファリン錠の作用が効きすぎている可能性を患者さんへ伝えておいたほうがよいと思われます．逆に，上記以外の弁

ワーファリン錠 (PT-INR 2.0〜3.0) G

クマリン系薬です.

弁膜症

膜症はすべて「非弁膜症性」心房細動と考えて差し支えないと思います. 生体弁を用いた弁置換術も「弁膜症性⇒非弁膜症性」と変更され, 僧帽弁形成術などの僧帽弁修復術を含め「非弁膜症性」と考え DOAC の使用が可能になりました.

④ 大動脈弁閉鎖不全症

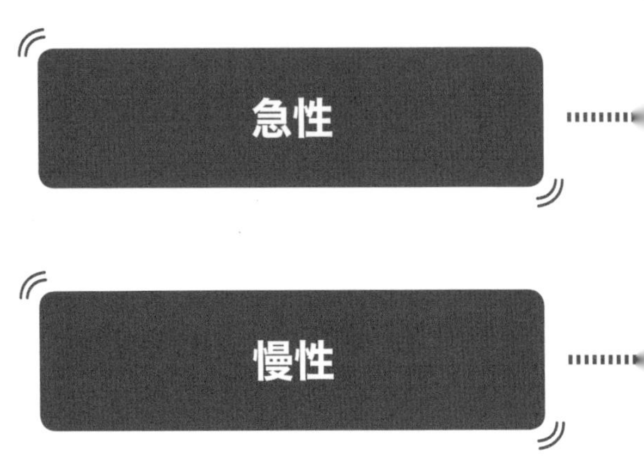

▶ ひとこと MEMO

AR を急性と慢性に分けることが大切です．急性 AR は，大動脈解離や外傷，カテーテルインターベンション後などの急性病態によって弁閉鎖が障害されることにより発生します．一方，慢性 AR は病態の進行が緩徐であるため，左室は容量負荷に対して肥大および拡大などの代償機転をとることができるため，症状発現も緩やかです．慢性 AR 患者におけ

外科治療を含め循環器専門医へ紹介

タナトリル錠 (5 mg)1日1回1～2錠 G
or **ディオバン錠** (40 mg)1日1回1～2錠
or **アムロジン錠** (2.5 mg)1日1回1～2錠

タナトリル錠はACE阻害薬，ディオバン錠はARB，アムロジン錠はカルシウム拮抗薬です．

る治療で重要なことは，血圧コントロール（収縮期血圧＜140 mmHg）です．血管拡張作用をもつカルシウム拮抗薬やレニン-アンジオテンシン系阻害薬を用いて収縮期血圧を下げることが重要です．一方，β遮断薬は心拍数低下作用により拡張期時間が延長することによりARが増悪し，心不全を引き起こす可能性があるので注意します．

⑤ 大動脈弁狭窄症

重症・中等症（有症候性）

中等症（無症候性）・軽症

▶ ひとことMEMO

AS は加齢に伴う大動脈弁尖の変性に基づく割合が多く，これからの高齢社会の中で認められる頻度が高い弁膜症と考えられます．AS に特異的な症状はなく，労作時息切れなどの心不全，失神，胸痛などの自覚症状がある場合には予後不良です．問診の注意点として，患者は無意識にしんどくないように行動することが多く，以前と同じように階段の昇降が

88002-895 JCOPY

手術考慮
SAVR or TAVR(TAVI)

高血圧併存した場合

アムロジン錠 (2.5 mg)1日1回1～2錠 G

カルシウム拮抗薬です.

【表14参照(p.204)】

できるかなど具体的に問いかけたほうがいいと思います. 軽症の場合には, 保存的治療で全身状態を管理して経過観察していきます. 高血圧を合併する場合には, 血管拡張作用を有するカルシウム拮抗薬を使用しています. 心不全を合併する場合には利尿薬を用いますが, 原則として利尿薬を使いません. 中等症～重度で症状を有する場合には手術適応です.

⑥ 三尖弁閉鎖不全症

自覚症状のない場合

下肢の浮腫

▶ ひとこと MEMO

TR は軽症，中等症の場合では自覚症状がほぼありません．健診や聴診，心エコー検査でみつかることが多いです．しかし，重症になってくると右心不全症状と考えられる下肢のむくみ，頸静脈の怒張，腹水などを認めることがあり，さらに息切れなどを認めると肺高血圧症を合併していることがあります．原因として，例えば左心系心疾患に伴う肺高血圧や，

治療は不要

ラシックス錠 (20 mg)1日1回2錠 G
or **ルプラック錠** (4 mg)1日1回1～2錠
ラシックス錠, ルプラック錠とも利尿薬です.

弁膜症

高齢化に伴い心房細動患者が増加して右心室の拡大などによる二次性 TR が考えられています. 治療に関して, 自覚症状がない軽症の場合には治療は不要です. 下肢のむくみや頸静脈の怒張など右心不全症状がある場合には利尿薬を用います. 肺高血圧症であればさらなる原因精査のため心臓カテーテル検査を用いて正確な評価を必要とします.

⑦ 三尖弁狭窄症

自覚症状のない場合

頸静脈怒張

▶ ひとこと MEMO

TS の原因はほぼリウマチ熱であり，三尖弁閉鎖不全症や僧帽弁狭窄症に合併していることが多いです．一般診療で診察する機会は少ないと思われますが，SLE が原因となることもあります．易疲労感や頸静脈怒張，足のむくみを認める場合には一応念頭に置いたほうがいいです．特に，頸静脈の怒張が吸気時に増強するサイン（クスマウル徴候）を認めた場

治療は不要

ラシックス錠 (20 mg)1日1回2錠 G
or **ルプラック錠** (4 mg)1日1回1～2錠
ラシックス錠，ルプラック錠とも利尿薬です．

弁膜症

合には心エコー検査を勧めます．TS は TR のように心雑音でみつかることは少なく，しばしば無音です．そのため，運動や吸気などによる手技により心雑音を増強，延長させることもあります．治療に関して，自覚症状がない軽症の場合には治療は不要です．下肢のむくみや頸静脈の怒張など右心不全症状がある場合には利尿薬を用います．

⑧ 肺動脈弁閉鎖不全症

自覚症状のない場合

足のむくみ

▶ ひとこと MEMO

PR の原因は一般的に肺高血圧です．左心系疾患の影響が多く，例えば，HFrEF や HFpEF のいずれでも左室充満圧が高まり，左房圧の上昇，そして右心系に負荷がかかり PR を認めるようになります．自覚症状はほぼなく，足のむくみや疲労などを認めることがあります．聴診でみつかることが多く，PR の程度を心エコー検査で評価します．基本的に自覚

治療は不要

ラシックス錠 (20 mg)1日1回2錠 G
or **ルプラック錠** (4 mg)1日1回1〜2錠
ラシックス錠，ルプラック錠とも利尿薬です．

症状のないPRに治療は不要ですが，感染性心内膜炎やリウマチ熱など他の心疾患の影響によることが多いため，原因となっている疾患を治療します．足のむくみなどの右心不全症状があれば利尿薬を用いますが，これも原因となっている疾患の治療に準じます．

⑨ 肺動脈弁狭窄症

自覚症状のない場合

失神，呼吸困難，狭心痛

▶ ひとこと MEMO

PS は先天性であることが多く，生後まもなくチアノーゼ症状がある場合には外科的治療を必要とします．PS の自覚症状は AS の症状に類似しており，失神や狭心痛，呼吸困難を認めることがありますが，長年無症状で経過して，倦怠感や動悸，息切れなどが出現し，成人になってみつかることがあります．また，健診や聴診で心雑音を偶発的にみつけるこ

治療は不要

循環器専門医へ紹介

弁膜症

ともありますが，AS と違い，聴診で容易に聴取することは難しく，吸気や前傾姿勢により第 4 肋間胸骨左縁で聴取がしやすくなります．症状のある場合，および心エコー検査により最大圧較差 40～50 mmHg を超える無症状の場合に，バルーン弁形成術の適応となります．

⑩ 感染性心内膜炎

血液培養提出後 ....

塞栓症，DIC ....

▶ ひとこと MEMO

IE は以前には歯科治療や内視鏡検査など誘因となる病歴が主流でしたが，糖尿病，がんなどの悪性疾患，免疫抑制をきたす治療に伴い増加しています．また，腎不全に対する血液透析，ペースメーカや ICD のリードや長期間留置してあるカテーテルへの感染といった医原性 IE も増加しています．IE の臨床経過は多様であり，発熱を伴い急速に心不全を発症する

エンピリック治療 G

原因菌の上位３種類は，緑色レンサ球菌，ブドウ球菌，腸球菌です．黄色ブドウ球菌が増加傾向にあります．

全身管理

場合もあれば，発熱も軽微で心不全症状が軽いこともあります．慢性的に経過した場合には，塞栓症に伴う症状や関節痛などでみつかることもあります．血液培養を２セット提出後に速やかに，適切な抗菌薬を開始することが重要です．塞栓症の発症時期は抗菌薬投与前が最も多く，適切な抗菌薬投与がリスクを減少することが報告されています．

⑪ 人工弁置換術後の抗血栓療法

機械弁置換術後

生体弁置換術後

TAVI 術後

▶ ひとこと MEMO

機械弁置換術後では全例にワーファリン錠による抗凝固療法が必要となります．一般的に大動脈弁置換術に対しては PT-INR 2.0〜2.5，僧帽弁置換術および塞栓症のリスクのある大動脈弁置換に対して PT-INR 2.0〜3.0 を目標にします．抗血小板薬は推奨されていません．最近，頻用する DOAC も機械弁置換術後には推奨されていません．生体弁置換術後で

ワーファリン錠 (PT-INR 2.0〜3.0) G

クマリン系薬です.

術後 3 ヵ月間

ワーファリン錠 (PT-INR 2.0〜2.5) G

術後6ヵ月間

バイアスピリン錠 (100 mg)1日1回1錠

and **プラビックス錠** (75 mg)1日1回1錠

以後, 単剤に減量し内服継続 G

バイアスピリン錠, プラビックス錠のいずれも抗血小板薬です.

【表5参照(p.193)】

は術後 3〜6 ヵ月間は血栓塞栓症のリスクが高く, 最低 3 ヵ月間はワーファリン錠による抗凝固療法を必要とし, PT-INR 2.0〜2.5 を目標とします. AS に対する低侵襲治療である TAVI (TAVR) が普及してきていますが, 術後の人工弁血栓症が懸念され, 6 ヵ月間の抗血小板薬 2 剤, その後生涯にわたり抗血小板薬単剤を継続していきます.

① 胸痛

❶ 冠動脈疾患 ⋯⋯⋯

❷ 大動脈弁狭窄症 ⋯⋯⋯

❸ 気胸 ⋯⋯⋯

▶ ひとこと MEMO

歩いて帰らせてはいけない疾患，ACS を見逃さないためにも心電図をチェックしましょう．ST 変化がない場合でも，頻回な胸痛症状や肩や背中，腕にも痛みを自覚する場合には不安定狭心症の可能性があり，速やかに冠動脈造影検査のできる病院へ紹介を考えます．AS は心エコー検査があればみつけやすくなりますが，ない場合には聴診が大切です．胸骨右

ここからのパートでは患者の訴える症状別に，検討する必要のある3つの疾患と鑑別にあたって行うべき検査を示していきます．

心電図検査，心臓カテーテル検査

聴診，心エコー検査

胸部X線検査

縁第 2-3 肋間あたりで押し出すような雑音の有無を確認します．いずれにしても速やかに循環器専門医のいる病院へ紹介します．気胸は「いつから痛い」と具体的にわかることが多く，胸部 X 線検査で確認します．

② 息切れ

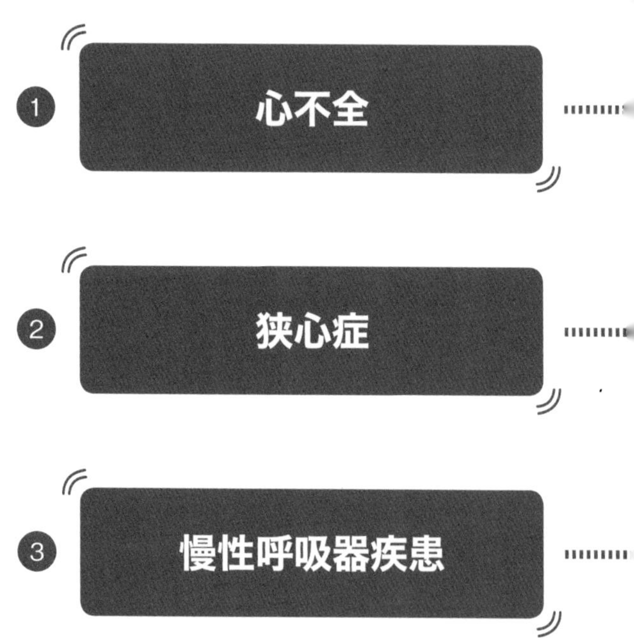

▶ ひとこと MEMO

息切れの訴えはさまざまであり，息が吸えない，呼吸がしにくいなど，明らかな循環器症状とはいえないものも含まれます．しかし，心不全の症状の場合もあり注意が必要です．胸部 X 線や心エコー検査を用いて胸水や心嚢液の貯留の有無，肺高血圧の有無をチェックします．息切れを労作時に自覚するのであれば狭心症も鑑別する必要があります．病院で

胸部X線検査，心エコー検査

心電図検査

胸部X線検査

は負荷心電図も可能ですが，一般診療所では安静心電図で代用します．聴診上，心雑音をチェックする必要もあります．心エコー検査で弁膜症以外に，右室拡大を認めた場合には胸部造影 CT 検査を考慮する必要もあります．既往歴も参考になり，長期間の喫煙歴や職歴より慢性呼吸器疾患を考える場合もあります．

③ 呼吸困難

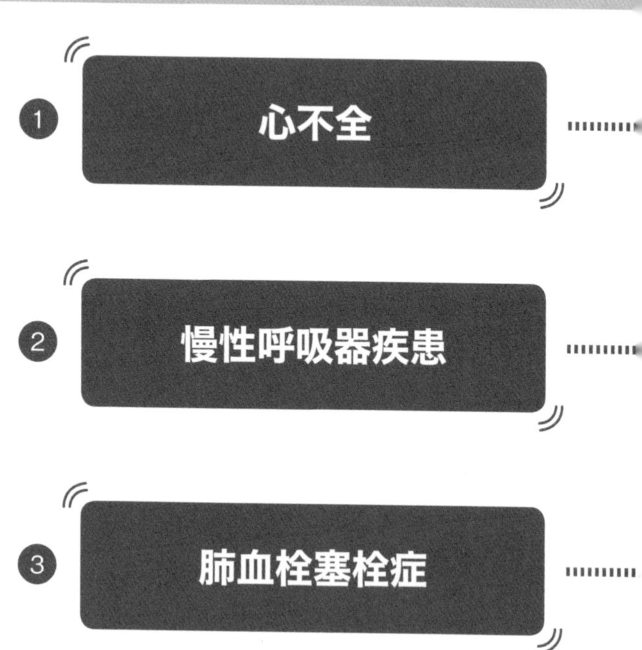

▶ ひとこと MEMO

顔色不良の場合はもちろん，そうでない場合にも呼吸困難を訴える場合にはまず酸素飽和度をチェックします．仮に正常範囲でも，頻呼吸や肩で息をしている場合には，胸部X線と心電図検査をチェックします．以前の胸部X線と比較して心胸比が拡大していれば，何らかの要因で心負荷があることを推測します．既往歴に慢性呼吸器疾患がある場合に，感染

胸部X線検査

胸部X線検査

胸部X線検査, CT検査

鑑別診断

症を機に悪化することもあります．また整形外科の術後や飛行機などの乗り物を利用した場合など，急に呼吸困難を自覚した場合には肺血栓塞栓症，緊張性気胸を鑑別するようにします．

④ 動悸

❶ 心室頻拍 ………

❷ 頻脈性心房細動 ………

❸ 発作性上室性頻拍症 ………

▶ ひとこと MEMO

まずは心電図検査です．歩いて帰らせたらいけない疾患に心室頻拍があります．血圧がある程度維持されている場合には，歩いて外来を受診することもあります．心電図上，QRS幅が広い規則正しい頻拍を認めた場合には，速やかに救急車で循環器専門医への紹介を考えます．頻脈性心房細動は心不全になる可能性もあり，洞調律復帰または心拍数コントロー

心電図検査

心電図検査

心電図検査

ルを考えます．同様に循環器専門医へ紹介します．発作性上室性頻拍症はその場で治療可能な頻拍ですが，ワソランを投与する際には静脈注射より錠剤をかみ砕いて摂取したほうが血圧低下はきたしにくいと思います．

⑤ 浮腫

❶ **心不全**

❷ **深部静脈血栓症**

❸ **甲状腺機能低下症**

▶ ひとこと MEMO

まずは胸部X線検査です．胸水の有無だけでなく，呼吸状態もチェックします．起坐呼吸，頻呼吸であり，酸素飽和度が低い場合には，心不全の悪化を疑い酸素投与開始と同時に，循環器専門医への救急搬送を考慮します．片側の下肢浮腫の場合には，深部静脈血栓症を疑います．考えにくいことですが，両側では子宮筋腫や腹部大動脈瘤などの静脈還流の

胸部X線検査

血液検査, CT検査

甲状腺触診, 血液検査

障害があればありえると思います．血液検査でd-dimer値は迅速検査でわからないことも多く，その場合には下肢血管造影CT検査やエコー検査を依頼します．全身的に浮腫んでいて，低体温，徐脈などを認めた場合には内分泌疾患，特に甲状腺機能低下症をチェックしましょう．

⑥ 失神発作

❶ 不整脈

❷ 起立性低血圧

❸ 脳血管疾患

▶ ひとことMEMO

まずは心電図検査です．疑わしい場合には3分間心電図を検査します．また，既往歴や現病歴から眼前暗黒感，ふらつきなどを認めた場合に，緊急性がなければHolter心電図を依頼します．冠動脈疾患を疑う場合には，設備のある循環器専門医へ紹介します．起立性低血圧の場合，体位変換の前後で眼前暗黒感などの血圧変動がないか疑ってみます．高齢社会

心電図検査

問診, 家庭血圧

頭・頸部画像検査

になりASCVDの可能性もあります．頭部画像検査で血管の狭小化，微小循環の閉塞などを認めた場合には，抗血小板薬を含め薬物治療を開始します．頸動脈エコー検査でスクリーニングするのもよいと思います．

⑦ 眩暈

❶ 脳梗塞

❷ 徐脈

❸ 頭位変換性眩暈症

▶ ひとこと MEMO

冠動脈疾患の既往がある場合には脳血管疾患の併発も高いので，神経学的所見の有無を評価します．頭部画像検査を考慮する場合，ペースメーカや ICD 植え込み術後の方には，手帳の内容から MRI 検査が対応可能な機種なのかを確認したほうがいいでしょう．次に失神発作同様に心電図検査です．疑わしい場合には 3 分間心電図を検査します．Holter 心電図

頭部画像検査

心電図検査, Holter心電図

問診

も有用です．メニエール病は耳鼻科医に診断を仰ぐ必要がありますが，頭位変換性眩暈症は日常生活でのめまいを自覚する状況を聞き取ることで，ある程度診断できる場合があります．

⑧ 背部痛

❶ **急性冠症候群**

❷ **大動脈解離**

❸ **尿管結石症**

▶ ひとことMEMO

急性冠症候群は胸部以外に肩や首，そして背部に痛みを訴えることもあります．念のために心電図検査を施行しておくことは大切です．また経験したことのないような激烈な背部痛で受診した場合には，大動脈解離を鑑別する必要があります．外傷の有無や高血圧の既往の有無を確認することも大切です．A型の場合には致死性の場合もあるので設備のある病

心電図検査

CT検査, 心エコー検査

KUB検査, 尿検査

院への救急搬送を考慮します．経胸壁心エコー検査を用いて上行大動脈の血管径の拡大や flap の有無，または心タンポナーデを評価します．下方の背部痛の場合，CVA 叩打痛の有無により，尿管結石を考慮する場合があり尿検査を施行します．

⑨ 不整脈

❶ **心室性期外収縮** ………

❷ **上室性期外収縮** ………

❸ **心房細動** ………

▶ ひとこと MEMO

健康診断で指摘された方や，就寝の際に何となく脈がおかしい，などと相談されるケースも珍しくありません．まずは心電図検査を施行します．3 分間心電図検査も有用です．臨床医にとって，心室性期外収縮や上室性期外収縮は珍しくないと思いますが，不整脈の回数が多い場合には Holter 心電図検査を考慮します．多発性心室性期外収縮誘発性心筋症につ

心電図検査

心電図検査

心電図検査, Holter心電図

ながることもありますので, 定期的な検査を勧めるようにします. 男性, 高血圧の既往があり, 加齢に伴い心房細動を認める場合もあります. 健診では正常であった場合には, 発作的に出現している可能性もありますので, 定期的な心電図検査, または Holter 心電図検査を考慮します.

⑩ 冷汗

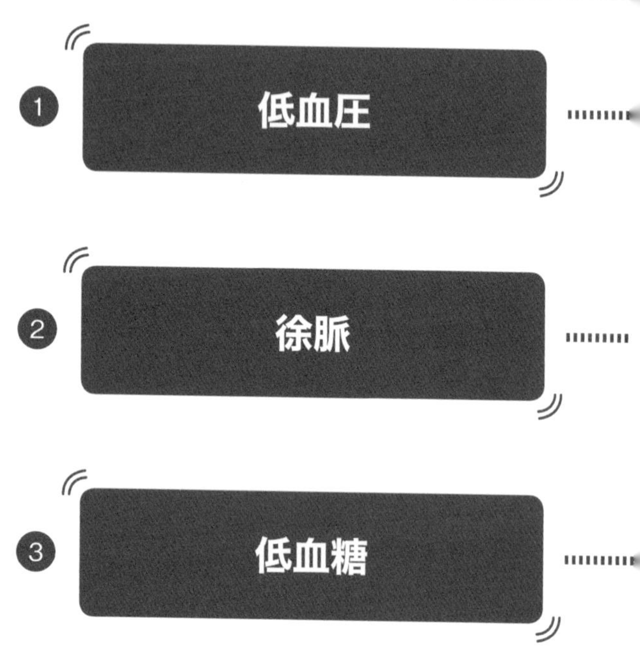

▶ ひとこと MEMO

急性期疾患としてはやはり急性冠症候群です．まず心電図検査です．大動脈瘤の切迫破裂などにより血圧が下がる場合もあります．普段血圧が高値であった方が急に低値になった場合には，胸腹部大血管造影 CT 検査を考慮します．季節の変わり目で急な血圧変動を経験することがあるので，冬季に服用していた降圧薬の量を加減する時期（5～6 月）には注意

心電図検査

心電図検査

血糖測定

します．また脈がゆっくりである場合には迷走神経反射の可能性もありますので徐脈を鑑別します．その際にも心電図検査を施行します．糖尿病治療中の方では低血糖で冷汗を自覚することも多く，自宅で血糖値が速やかに測れない場合には，ブドウ糖や糖分を含む飲み物などを勧めます．

●表 1　日常診療でよく使う降圧薬一覧表

商品名	一般名	用量（mg）
【ACE 阻害薬】		
タナトリル	イミダプリル	2.5, 5, 10
エースコール	テモカプリル	1, 2, 4
レニベース	エナラプリル	2.5, 5, 10
コバシル	ペリンドプリル	2, 4
ロンゲス	リシノプリル	5, 10, 20
【ARB】		
イルベタン	イルベサルタン	100
ミカルディス	テルミサルタン	20, 40
ブロプレス	カンデサルタン	2, 4, 8, 12
ディオバン	バルサルタン	20, 40, 80, 160
ニューロタン	ロサルタン	25, 50, 100
オルメテック	オルメサルタン	5, 10, 20, 40
アジルバ	アジルサルタン	10, 20, 40
【レニン阻害薬】		
ラジレス	アリスキレン	150
【カルシウム拮抗薬】		
アムロジン	アムロジピン	2.5, 5, 10
アダラート CR	ニフェジピン徐放	10, 20, 40
アダラート L	ニフェジピン徐放	10, 20
カルブロック	アゼルニジピン	8, 16
アテレック	シルニジピン	5, 10, 20
ヘルベッサー R	ジルチアゼム	100, 200
コニール	ベニジピン	2, 4, 8
【β 遮断薬】		
メインテート	ビソプロロール	0.625, 2.5, 5
テノーミン	アテノロール	25, 50
セロケン	メトプロロール	20
ミケラン LA	カルテオロール	15
アーチスト	カルベジロール	1.25, 2.5, 5, 10
アロチノロール	アロチノロール	5, 10

【α遮断薬】

カルデナリン	ドキサゾシン	0.5, 1, 2, 4
エブランチル	ウラピジル	15, 30

【利尿薬】

ラシックス	フロセミド	10, 20, 40
ダイアート	アゾセミド	30, 60
ルプラック	トラセミド	4, 8
フルイトラン	トリクロルメチアジド	1, 2
ヒドロクロロチアジド	ヒドロクロロチアジド	12.5, 25
アルダクトン A	スピロノラクトン	25, 50
セララ	エプレレノン	25, 50, 100

商品名	ARB	利尿薬
【ARB・利尿薬　配合剤】		
ミコンビ AP	ミカルディス 40 mg	ヒドロクロロチアジド 12.5 mg
ミコンビ BP	ミカルディス 80 mg	ヒドロクロロチアジド 12.5 mg
エカード LD	ブロプレス 4 mg	ヒドロクロロチアジド 6.25 mg
エカード HD	ブロプレス 8 mg	ヒドロクロロチアジド 6.25 mg
イルトラ LD	イルベタン 100 mg	フルイトラン 1 mg
イルトラ HD	イルベタン 200 mg	フルイトラン 1 mg
プレミネント LD	ニューロタン 50 mg	ヒドロクロロチアジド 12.5 mg
プレミネント HD	ニューロタン 100 mg	ヒドロクロロチアジド 12.5 mg
コディオ MD	ディオバン 80 mg	ヒドロクロロチアジド 6.25 mg
コディオ EX	ディオバン 80 mg	ヒドロクロロチアジド 12.5 mg

商品名	ARB	カルシウム拮抗薬
【ARB・カルシウム拮抗薬　配合剤】		
ミカムロ AP	ミカルディス 40 mg	アムロジン 5 mg
ミカムロ BP	ミカルディス 80 mg	アムロジン 5 mg
ユニシア LD	ブロプレス 8 mg	アムロジン 2.5 mg
ユニシア HD	ブロプレス 8 mg	アムロジン 5 mg
アイミクス LD	イルベタン 100 mg	アムロジン 5 mg
アイミクス HD	イルベタン 100 mg	アムロジン 10 mg
エックスフォージ	ディオバン 80 mg	アムロジン 5 mg

アテディオ	ディオバン 80 mg	アテレック 10 mg
ザクラス LD	アジルバ 20 mg	アムロジン 2.5 mg
ザクラス HD	アジルバ 20 mg	アムロジン 5 mg
レザルタス LD	オルメテック 10 mg	カルブロック 8 mg
レザルタス HD	オルメテック 20 mg	カルブロック 16 mg

商品名	ARB	利尿薬	カルシウム拮抗薬
【ARB・利尿薬・カルシウム拮抗薬　配合錠】			
ミカトリオ	ミカルディス 80 mg	ヒドロクロロチアジド 12.5 mg	アムロジン 5 mg

商品名	ARB	スタチン
【ARB・スタチン　配合剤】		
カデュエット 1 番	アムロジン 2.5 mg	リピトール 5 mg
カデュエット 2 番	アムロジン 2.5 mg	リピトール 10 mg
カデュエット 3 番	アムロジン 5 mg	リピトール 5 mg
カデュエット 4 番	アムロジン 5 mg	リピトール 10 mg

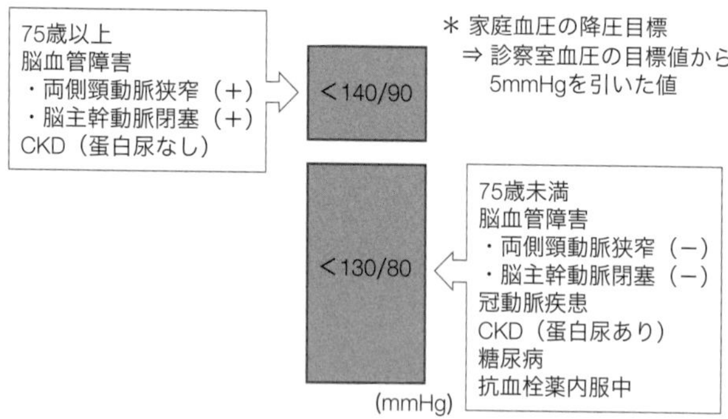

●図 1　日本高血圧学会 2019 の降圧目標値
（日本高血圧学会高血圧治療ガイドライン作成委員会編：高血圧治療ガイドライン 2019．ライフサイエンス出版，東京，p53，2019 をもとに著者改変）

●表2　主要降圧薬の禁忌や慎重となる病態

	禁忌	慎重投与
Ca 拮抗薬	徐脈 (非ジヒドロピリジン系)	心不全
ARB	妊娠	腎動脈狭窄症[*1] 高カリウム血症
ACE 阻害薬	妊娠 血管神経性浮腫 特定の膜を用いるアフェレーシス/血液透析	腎動脈狭窄症[*1] 高カリウム血症
サイアザイド系利尿薬	体液中のナトリウム，カリウムが明らかに減少している病態	痛風 妊娠 耐糖能異常
β 遮断薬	喘息 高度徐脈 未治療の褐色細胞腫	耐糖能異常 閉塞性肺疾患 末梢動脈疾患

＊1：両側性腎動脈狭窄の場合は原則禁忌
（日本高血圧学会高血圧治療ガイドライン作成委員会編：高血圧治療ガイドライン 2019．ライフサイエンス出版，東京，p77，2019）

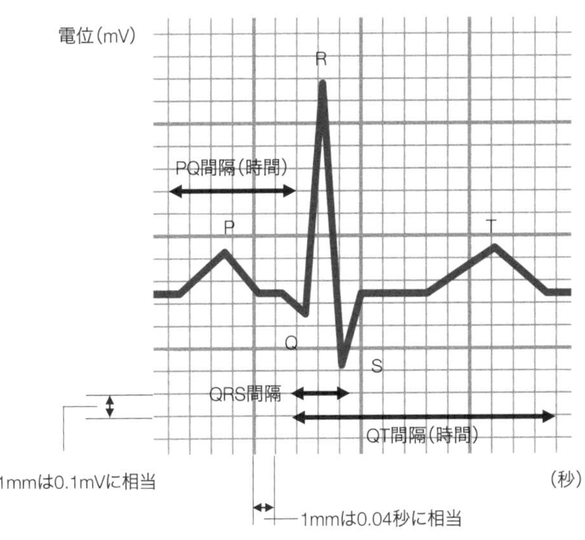

●図2　心電図の基本波形

●表 3　心電図所見の正常値

①	洞調律：I 誘導で P 波上向き，aVR 誘導で P 波下向き
②	P 波の幅は 0.06＜P≦0.10 秒，高さ＜0.25 mV
③	QRS 間隔は 0.06≦QRS＜0.10 秒
④	PQ 間隔は 0.12≦PQ＜0.20 秒
⑤	QT 間隔は 0.36≦QTc＜0.44 秒 （QTc：心拍数により補正した QT 間隔）
⑥	T 波は 1.2 mV 以下

●表 4　Vaughan Williams 分類に基づく主な抗不整脈薬

分類		一般名	商品名
Ⅰ群薬【ナトリウムチャネル遮断薬】	Ⅰa群薬	キニジン	キニジン
		プロカインアミド	アミサリン
		ジソピラミド	リスモダン
		シベンゾリン	シベノール
		ピルメノール	ピメノール
	Ⅰb群薬	リドカイン	キシロカイン
		メキシレチン	メキシチール
		アプリンジン	アスペノン
	Ⅰc群薬	フレカイニド	タンボコール
		プロパフェノン	プロノン
		ピルシカイニド	サンリズム
Ⅱ群薬【β遮断薬】		プロプラノロール	インデラル
Ⅲ群薬【カリウムチャネル遮断薬】		アミオダロン	アンカロン
		ソタロール	ソタコール
		ニフェカラント	シンビット
Ⅳ群薬【カルシウムチャネル遮断薬】		ベラパミル	ワソラン
		ベプリジル	ベプリコール

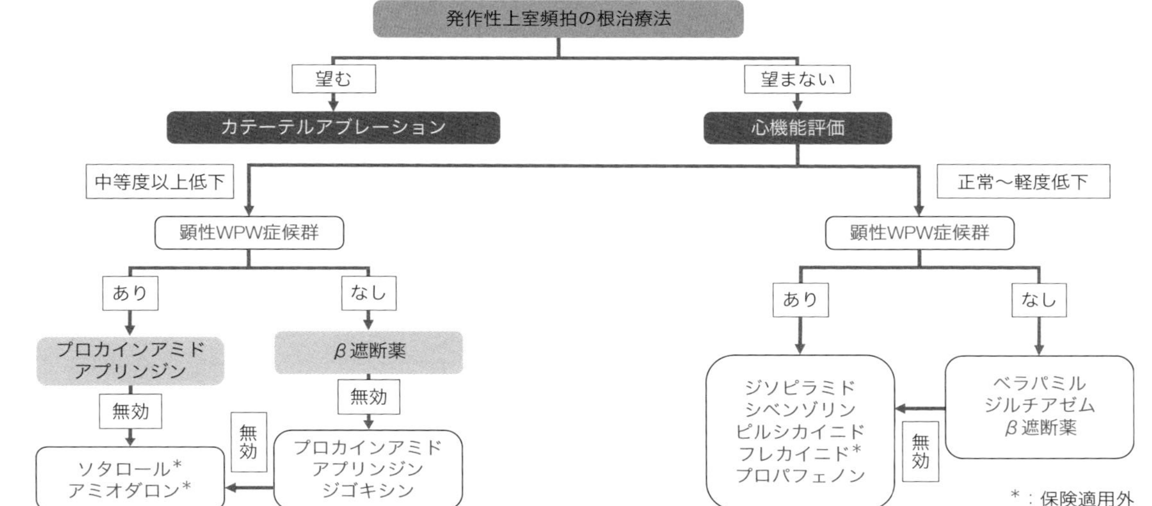

●図３　発作性上室頻拍予防のフローチャート
（日本循環器学会/日本不整脈心電学会ガイドライン合同研究班編集：2020 年改訂版 不整脈薬物治療ガイドライン．https://www.j-circ.or.jp/cms/wp-content/uploads/2020/01/JCS2020_Ono.pdf，p31，2022 年 10 月閲覧）

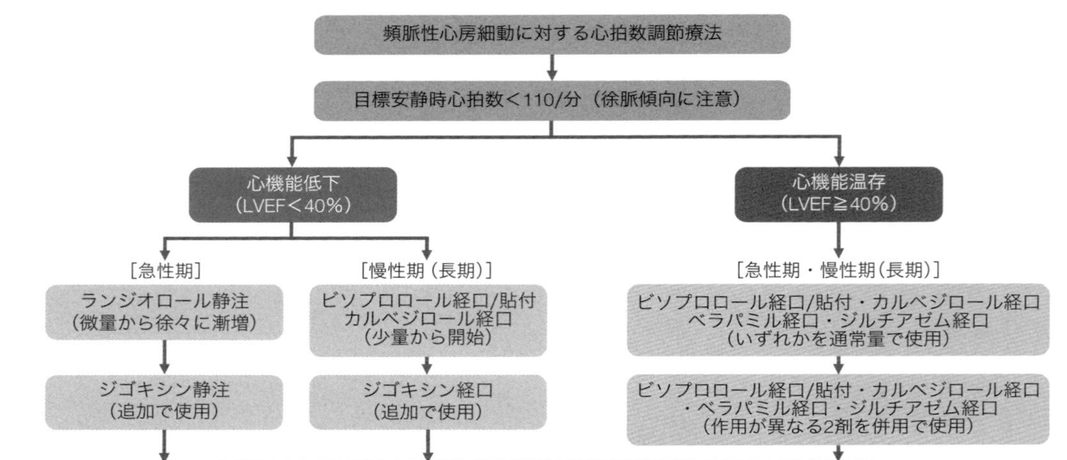

●図 4　頻脈性心房細動に対する心拍数調節療法の治療方針
（日本循環器学会/日本不整脈心電学会ガイドライン合同研究班編集：2020 年改訂版 不整脈薬物治療ガイドライン. https://www.j-circ.or.jp/cms/wp-content/uploads/2020/01/JCS2020_Ono.pdf，p67，2022 年 10 月閲覧）

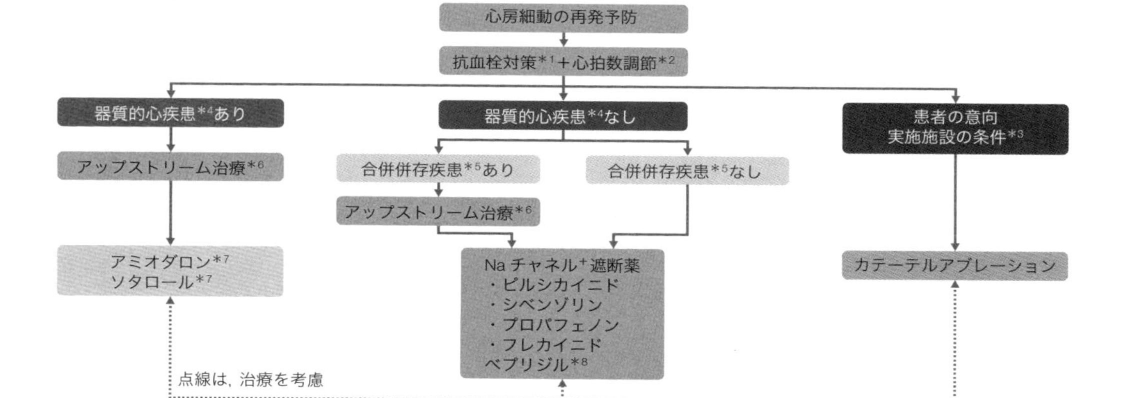

＊1：再発予防を行う症例でも，その効果と塞栓症リスクに応じて適宜抗凝固療法を継続する.
＊2：治療中も再発が否定できず，発作時に症候性の頻拍を生ずる症例では適宜心拍数調節治療を継続する.
＊3：アブレーションは実施施設の経験度に応じて積極的適応が認められている.
＊4：肥大心，不全心，虚血心
＊5：高血圧，脂質異常症，糖尿病，肥満，慢性腎不全，睡眠時呼吸障害などをいう.
＊6：基礎疾患・併存疾患に対する適切な治療介入，脂質異常症では，スタチンによる予防効果が報告されている.
＊7：アミオダロンは，わが国では肥大型心筋症か心不全に伴う心房細動以外には保険適用が認められていない．ソタロールは虚血性心疾患に伴う心房細動における再発予防効果が報告されているが，保険適用は認められていない
＊8：ベプリジルは，心機能低下例で有効とする報告もあるが，逆に催不整脈性が増加するという報告もある

●図 5　心房細動の再発予防のフローチャート
（日本循環器学会/日本不整脈心電学会ガイドライン合同研究班編集：2020 年改訂版 不整脈薬物治療ガイドライン．https://www.j-circ.or.jp/cms/wp-content/uploads/2020/01/JCS2020_Ono.pdf，p74，2022 年 10 月閲覧）

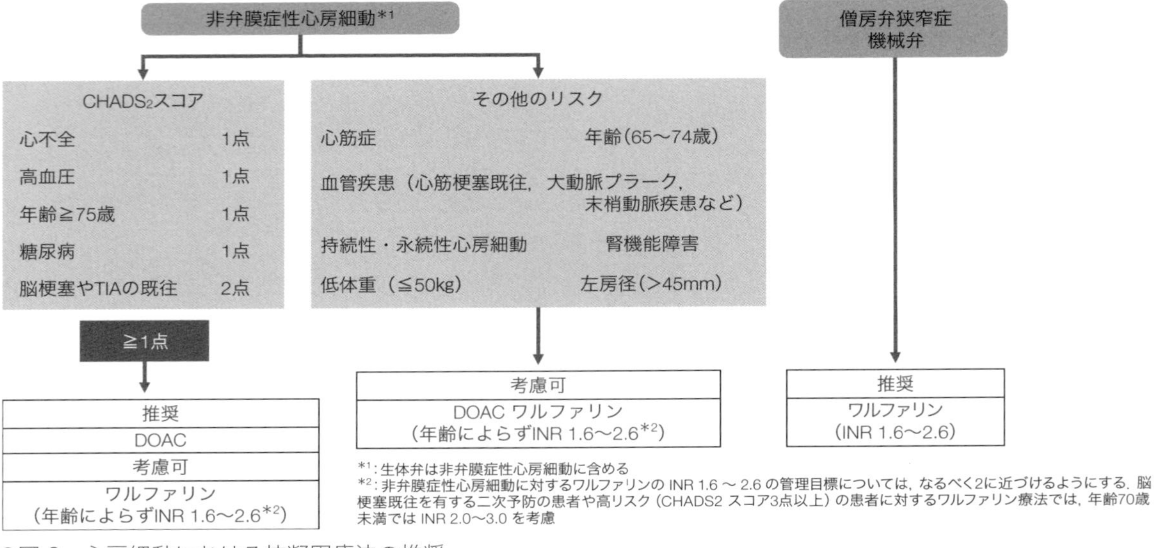

*1：生体弁は非弁膜症性心房細動に含める
*2：非弁膜症性心房細動に対するワルファリンの INR 1.6 〜 2.6 の管理目標については，なるべく2に近づけるようにする．脳梗塞既往を有する二次予防の患者や高リスク（CHADS2 スコア3点以上）の患者に対するワルファリン療法では，年齢70歳未満では INR 2.0〜3.0 を考慮

●図 6　心房細動における抗凝固療法の推奨
（日本循環器学会/日本不整脈心電学会ガイドライン合同研究班編集：2020 年改訂版 不整脈薬物治療ガイドライン．https://www.j-circ.or.jp/cms/wp-content/uploads/2020/01/JCS2020_Ono.pdf，p49，2022 年 10 月閲覧）

●表 5　日常診療でよく使う抗凝固薬と用法・用量

商品名	一般名	用法・用量
【クマリン系薬】		
ワーファリン	ワルファリン	1 日 1 回投与，1〜5 mg/回 （定期的な血液凝固能検査を行い，維持量調節）
【経口直接 Xa 阻害薬（DOAC)】		
リクシアナ	エドキサバン	①整形術後の静脈血栓塞栓症の発症抑制 1 日 1 回投与，30 mg/日 【腎機能】 30≦Ccr<50：1 日 1 回投与，15 mg/日 ②非弁膜症性心房細動，深部静脈血栓症，肺血栓塞栓症 体重 60 kg 以下：1 日 1 回投与，30 mg/日 体重 60 kg 超：1 日 1 回投与，60 mg/日 【腎機能】 30≦Ccr≦50：1 日 1 回投与，30 mg/日 15≦Ccr<30：1 日 1 回投与，30 mg/日を慎重投与 【P 糖蛋白阻害薬　併用】 1 日 1 回投与，30 mg/日
イグザレルト	リバーロキサバン	①非弁膜症性心房細動 1 日 1 回投与，15 mg/日 【腎機能】 30≦Ccr≦49：1 日 1 回投与，10 mg/日 15≦Ccr≦29：1 日 1 回投与，10 mg/日を慎重投与 ②深部静脈血栓症，肺血栓塞栓症 初期 3 週間：1 日 2 回投与，15 mg/回 以後：1 日 1 回投与，15 mg/日
エリキュース	アピキサバン	①非弁膜症性心房細動 1 日 2 回投与，5 mg/回 【80 歳以上，60 kg 以下，SCr 1.5 mg/dl 以上のうち 2 つ以上に該当する場合】 1 日 2 回投与，2.5 mg/回 【腎機能】 15≦Ccr≦30：1 日 2 回投与，2.5 mg/日 ②深部静脈血栓症，肺血栓塞栓症 初期 7 日間：1 日 2 回投与，10 mg/回 以後：1 日 2 回投与，5 mg/日
【経口トロンビン直接阻害薬（DOAC)】		
プラザキサ	ダビガトラン	1 日 2 回投与，150 mg/回 【中等度腎障害，P 糖蛋白阻害薬併用，70 歳以上，消化管出血の既往に該当する場合】 1 日 2 回投与，110 mg/回 【腎機能】 30≦Ccr≦50：1 日 2 回投与，110 mg/日

●表 6　非弁膜症性心房細動の腎機能に応じた抗凝固療法

		正常腎機能〜中等度腎機能障害（CCr≧30 mL/分）	重度腎機能障害（CCr＜30 mL/分）		維持透析導入後
			15≦CCr＜30	CCr＜15	
DOAC	ダビガトラン	投与可能	禁忌	禁忌	禁忌
	リバーロキサバン	投与可能	投与可能	禁忌	禁忌
	アピキサバン	投与可能	投与可能	禁忌	禁忌
	エドキサバン	投与可能	投与可能	禁忌	禁忌
ワルファリン		投与可能	投与可能	投与可能	原則禁忌

（日本循環器学会/日本不整脈心電学会ガイドライン合同研究班編集：2020 年改訂版 不整脈薬物治療ガイドライン．https://www.j-circ.or.jp/cms/wp-content/uploads/2020/01/JCS2020_Ono.pdf．p53．2022 年 10 月閲覧）

●表 7　非弁膜症性心房細動に対する DOAC の用法・用量設定基準

	ダビガトラン	リバーロキサバン	アピキサバン	エドキサバン
用法・用量	150 mg 1 日 2 回	15 mg 1 日 1 回	5 mg 1 日 2 回	60 mg 1 日 1 回
減量用法・用量	110 mg 1 日 2 回	10 mg 1 日 1 回	2.5 mg 1 日 2 回	30 mg 1 日 1 回
減量基準	・CCr＜50 mL/分 ・P 糖蛋白阻害薬 ・年齢≧70 歳 ・消化管出血既往 （ダビガトランでは減量考慮基準）	CCr＜50 mL/分	以下の 2 つ以上に該当： ・血清 Cr≧1.5 mg/dL ・年齢≧80 歳 ・体重≦60 kg	以下のいずれかに該当： ・CCr＜50 mL/分 ・P 糖蛋白阻害薬 ・体重≦60 kg
腎機能低下による禁忌	CCr＜30 mL/分	CCr＜15 mL/分	CCr＜15 mL/分	CCr＜15 mL/分

（日本循環器学会/日本不整脈心電学会ガイドライン合同研究班編集：2020 年改訂版 不整脈薬物治療ガイドライン．https://www.j-circ.or.jp/cms/wp-content/uploads/2020/01/JCS2020_Ono.pdf．p53．2022 年 10 月閲覧）

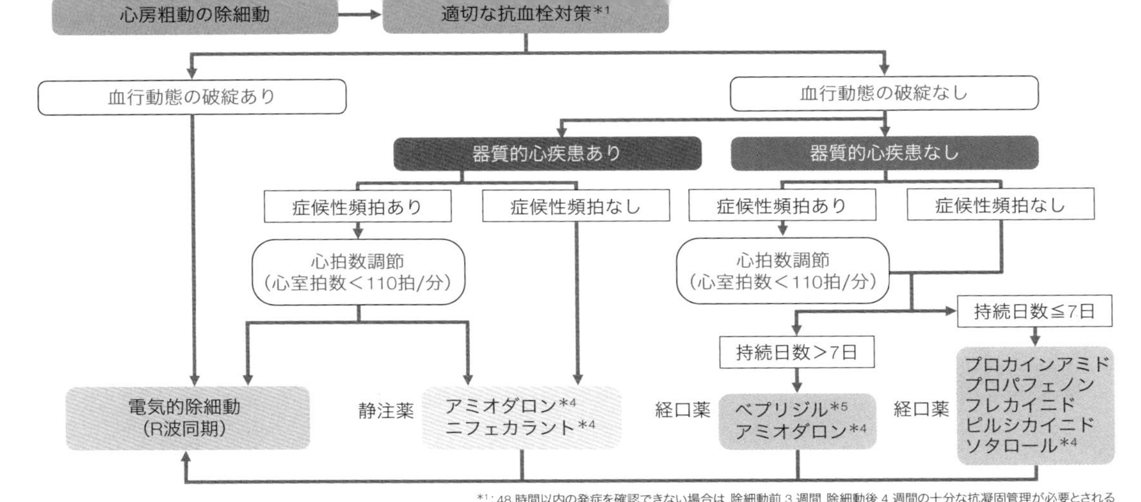

*1：48 時間以内の発症を確認できない場合は，除細動前 3 週間，除細動後 4 週間の十分な抗凝固管理が必要とされる
*2：肥大心，不全心，虚血心
*3：有効性と血栓塞栓症を減らす観点からは，発症から48 時間以内に投与することが望ましい
*4：保険未承認
*5：心房粗動には未承認

●図 7　心血行動態が安定した心房粗動に対する洞調律復帰を目的とした薬物治療のフローチャート
（日本循環器学会/日本不整脈心電学会ガイドライン合同研究班編集：2020 年改訂版 不整脈薬物治療ガイドライン．https://www.j-circ.or.jp/cms/wp-content/uploads/2020/01/JCS2020_Ono.pdf．p83．2022 年 10 月閲覧）

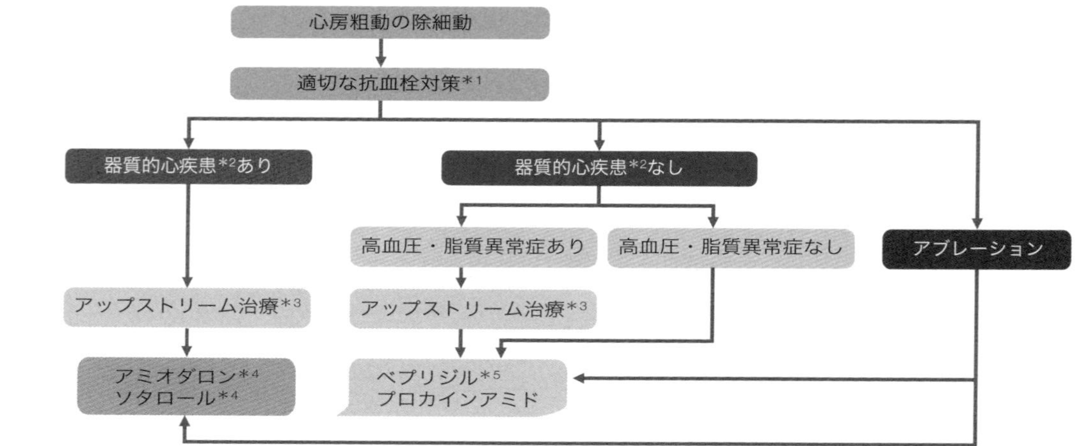

*1：治療中も再発が否定できず，発作時に症候性頻拍を生じる症例では適宜心拍数調節療法を継続する
*2：肥大心，不全心，虚血心
*3：基礎疾患に対する適切な治療介入
*4：保険未承認
*5：心房粗動には未承認

●図 8　心房粗動の再発予防を目的とした薬物治療のフローチャート
（日本循環器学会/日本不整脈心電学会ガイドライン合同研究班編集：2020 年改訂版 不整脈薬物治療ガイドライン．https://www.j-circ.or.jp/cms/wp-content/uploads/2020/01/JCS2020_Ono.pdf，p85，2022 年 10 月閲覧）

●表 8　日常診療でよく使う抗血小板薬と用法・用量

商品名	一般名	用法・用量
バイアスピリン	アスピリン	1 日 1 回投与 100 mg，300 mg まで/回
プレタール	シロスタゾール	1 日 2 回投与，1 回 100 mg
エパデール	イコサペント酸エチル	1 日 3 回毎食直後，1 回 600 mg
プロサイリン	ベラプロストナトリウム	①慢性動脈閉塞症：1 日 3 回投与，1 回 40 μg ②肺高血圧症：1 日 3 回投与，1 回 20 μg
アンプラーグ	サルポグレラート	1 日 3 回投与，1 回 100 mg
【アスピリンを含む配合錠】		
コンプラビン	クロピドグレル・アスピリン	1 日 1 回 1 錠 (クロピドグレル 75 mg，アスピリン 100 mg)
タケルダ	アスピリン・ランソプラゾール	1 日 1 回 1 錠 (アスピリン 100 mg，ランソプラゾール 15 mg)
キャブピリン	アスピリン・ボノプラザンフマル	1 日 1 回 1 錠 (アスピリン 100 mg，ボノプラザン 10 mg)
【抗血小板薬（P2Y12 阻害薬）】		
パナルジン	チクロピジン	1 日 2～3 回投与，200～300 mg/日
プラビックス	クロピドグレル	①PCI が適応される虚血性心疾患 開始：1 日 1 回投与，300 mg/日 維持：1 日 1 回投与，75 mg/日 ②末梢動脈疾患における血栓形成の抑制 1 日 1 回投与，75 mg/日
エフィエント	プラスグレル	開始：1 日 1 回投与，20 mg/日 維持：1 日 1 回投与，3.75 mg/日
ブリリンタ	チカグレロル	クロピドグレル，プラスグレルが使えない場合に限り使用可能 ①PCI が適応される急性冠症候群 1 日 2 回投与 初回　180 mg 2 回目以降　90 mg ②陳旧性心筋梗塞 1 日 2 回投与，60 mg/回

●表 9　血栓高リスクを有する患者の特徴

冠動脈ステント血栓症危険因子
・第 1 世代 DES ・3 本以上のステント留置 ・3 病変以上の治療 ・分岐部病変 2 ステント ・総ステント長>60 mm ・伏在静脈グラフトに対するステント ・抗血小板薬 2 剤併用下におけるステント血栓症の既往 ・小血管のステント留置
血栓イベント危険因子
・現在の喫煙習慣 ・PCI/CABG の既往 ・末梢血管疾患 ・心不全 ・高齢 ・貧血 ・心房細動
冠動脈ステント血栓症・血栓イベントリスクに共通する因子
・ACS ・慢性腎臓病（糸球体濾過量高度低下） ・慢性完全閉塞病変 ・糖尿病合併

（日本循環器学会/日本不整脈心電学会ガイドライン合同研究班編集：2020 年改訂版 不整脈薬物治療ガイドライン．https://www.j-circ.or.jp/cms/wp-content/uploads/2020/01/JCS2020_Ono.pdf，p62，2022 年 10 月閲覧）

●表 10　リスク区分別脂質管理目標値

治療方針の原則	管理区分	脂質管理目標値（mg/dL）			
		LDL-C	Non-HDL-C	TG	HDL-C
一次予防 まず生活習慣の改善を行った後薬物療法を考慮する.	低リスク	<160	<190	<150（空腹時）*3 <175（随時）	≧40
	中リスク	<140	<170		
	高リスク	<120 <100*1	<150 <130*1		
二次予防 生活習慣の是正とともに薬物治療を開始する.	冠動脈疾患またはアテローム血栓性脳梗塞（明らかなアテローム*4を伴うその他の脳梗塞を含む）	<100 <70*2	<130 <100*2		

＊1：糖尿病において，PAD，細小血管症（網膜症，腎症，神経障害）合併時，または喫煙ありの場合に考慮する.

＊2：「急性冠症候群」「家族性高コレステロール血症」「糖尿病」「冠動脈疾患とアテローム血栓性脳梗塞（明らかなアテロームを伴うその他の脳梗塞を含む）」の 4 病態のいずれかを合併する場合に考慮する.

＊3：10 時間以上の絶食を「空腹時」とする．ただし水やお茶などカロリーのない水分の摂取は可とする．それ以外の条件を「随時」とする.

＊4：頭蓋内外動脈の 50％以上の狭窄，または弓部大動脈粥腫（最大肥厚 4 mm 以上）

・一次予防における管理目標達成の手段は非薬物療法が基本であるが，いずれの管理区分においても LDL-C が 180 mg/dL 以上の場合は薬物治療を考慮する．家族性高コレステロール血症の可能性も念頭に置いておく.

・まず LDL-C の管理目標値を達成し，次に non-HDL-C の達成を目指す．LDL-C の管理目標を達成しても non-HDL-C が高い場合は高 TG 血症を伴うことが多く，その管理が重要となる．低 HDL-C については基本的には生活習慣の改善で対処すべきである.

・これらの値はあくまでも到達努力目標であり，一次予防（低・中リスク）においては LDL-C 低下率 20〜30％も目標値としてなり得る.

・高齢者については動脈硬化性疾患予防ガイドライン 2022 年版第 7 章を参照.

（日本動脈硬化学会編：動脈硬化性疾患予防ガイドライン 2022 年版．https://www.j-athero.org/jp/jas_gl2022/，2022 年 10 月閲覧）

●表 11　深部静脈血栓症の Wells スコア

臨床的特徴	点数
活動性の癌（6 ヵ月以内治療や緩和的医療を含む）	1
下肢の完全麻痺，不完全麻痺あるいは最近のギプス装着による固定	1
臥床安静 3 日以上または 12 週以内の全身あるいは部分麻酔を伴う手術	1
下肢深部静脈分布に沿った圧痛	1
下肢全体の腫脹	1
腓腹部（脛骨粗面の 10 cm 下方）の左右差＞3 cm	1
症状のある下肢の圧痕性浮腫	1
表在静脈の側副血行路の発達（静脈瘤ではない）	1
DVT の既往	1
DVT と同じくらい可能性のある他の診断がある	−2
【判定】	
低確率	0
中確率	1〜2
高確率	≧3

（Wells PS, et al.：JAMA 295：199-207, 2006 より引用）

●表 12　肺血栓塞栓症検査前の臨床的確率の評価法

Wells スコア	点数	改訂ジュネーブ・スコア	点数
PTE あるいは DVT の既往	1	66 歳以上	1
最近の手術あるいは長期臥床	1	PTE あるいは DVT の既往	1
癌	1	1 ヵ月以内の手術，骨折	1
DVT の臨床的特徴	1	活動性の癌	1
心拍数＞100/分	1	一側の下肢痛	1
PTE 以外の可能性が低い	1	下肢深部静脈の触診による痛みと片側性浮腫	1
血痰	1	心拍数：75〜94/分	1
		心拍数：95/分以上	2
		血痰	1
【臨床的確率】		【臨床的確率】	
低い	0〜1	低い	0〜1
高い	2 以上	中等度	2〜4
		高い	5 以上

（Gibson NS, et al.：Thromb Haemost 99：229-234, 2008, Hendriksen JM, et al.：BMJ 351：h4438, 2015 をもとに作成）

●表 13　HFrEF の薬物治療に用いられる薬剤

商品名	一般名	用法・用量
【ACE 阻害薬】		
エナラプリル	レニベース	2.5 mg/日より開始．維持量 5～10 mg/日，1 日 1 回投与
リシノプリル	ロンゲス	5 mg/日より開始．維持量 5～10 mg/日，1 日 1 回投与
【ARB】		
カンデサルタン	ブロプレス	4 mg/日より開始（重症例・腎障害では 2 mg/日)．維持量 4～8 mg/日（最大量 12 mg/日)，1 日 1 回投与
【MRA】		
スピロノラクトン	アルダクトン A	12.5～25 mg/日より開始．維持量 25～50 mg/日，1 日 1 回投与
エプレレノン	セララ	25 mg/日より開始．維持量 50 mg/日，1 日 1 回投与
【β 遮断薬】		
カルベジロール	アーチスト	2.5 mg/日より開始．維持量 5～20 mg/日，1 日 2 回投与
ビソプロロール	メインテート	0.625 mg/日より開始．維持量 1.25～5 mg/日，1 日 1 回投与
【利尿薬】		
フロセミド	ラシックス	40～80 mg/日，1 日 1 回投与
アゾセミド	ダイアート	60 mg/日，1 日 1 回投与
トラセミド	ルプラック	4～8 mg/日，1 日 1 回投与
トルバプタン	サムスカ	7.5～15 mg/日，1 日 1 回投与
トリクロロメチアジド	フルイトラン	2～8 mg/日，1 日 1 回投与
【抗不整脈薬】		
アミオダロン	アンカロン	400 mg/日より開始．維持量 200 mg/日，1 日 1～2 回投与
【ジギタリス】		
ジギタリス	ジゴシン	0.125～0.25 mg/日，1 日 1 回投与
【経口強心薬】		
ピモベンダン	アカルディ	2.5～5.0 mg/日，1 日 1 回投与
【I_f チャネル阻害薬】		
イバブラジン	コララン	5.0 mg/日より開始．維持量 5，10，または 15 mg/日，1 日 2 回投与．目標安静時心拍数 50～60/分に用量調節
【ARNI】		
サクビトリル バルサルタン	エンレスト	100 mg/日より開始．維持量 100，200，または 400 mg/日，1 日 2 回投与．忍容性があれば目標用量まで徐々に増量
【SGLT2 阻害薬】		
ダパグリフロジン	フォシーガ	10 mg/日，1 日 1 回投与

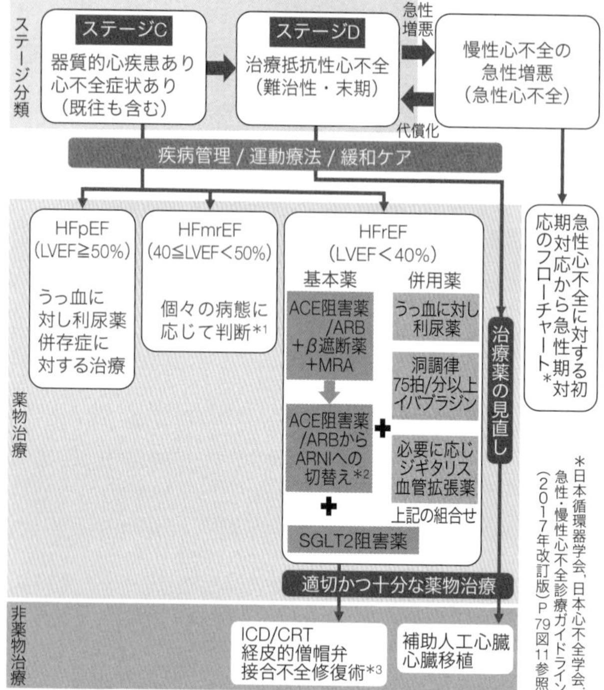

●図９　心不全治療アルゴリズム

（日本循環器学会/日本心不全学会：2021 年 JCS/JHFS ガイドライン フォーカスアップデート版　急性・慢性心不全診療．https://www.j-circ.or.jp/cms/wp-content/uploads/2021/03/JCS2021_Tsutsui.pdf，p13，2022 年 10 月閲覧）

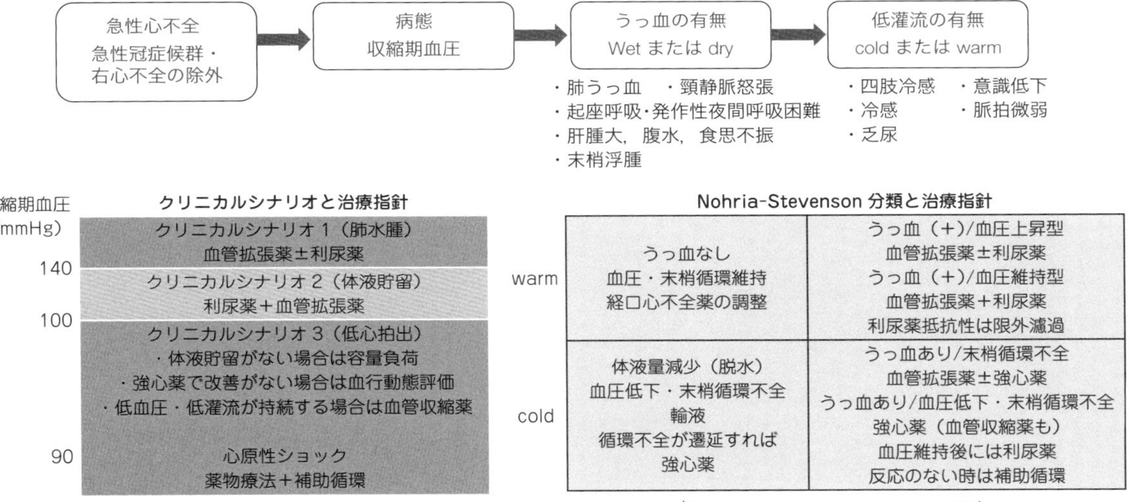

●図 10　急性心不全の初期対応から急性期病態に応じた治療の基本方針

（日本循環器学会/日本心不全学会：急性・慢性心不全診療ガイドライン（2017 年改訂版）．https://www.j-circ.or.jp/cms/wp-content/uploads/2017/06/JCS2017_tsutsui_h.pdf，p81，2022 年 10 月閲覧）

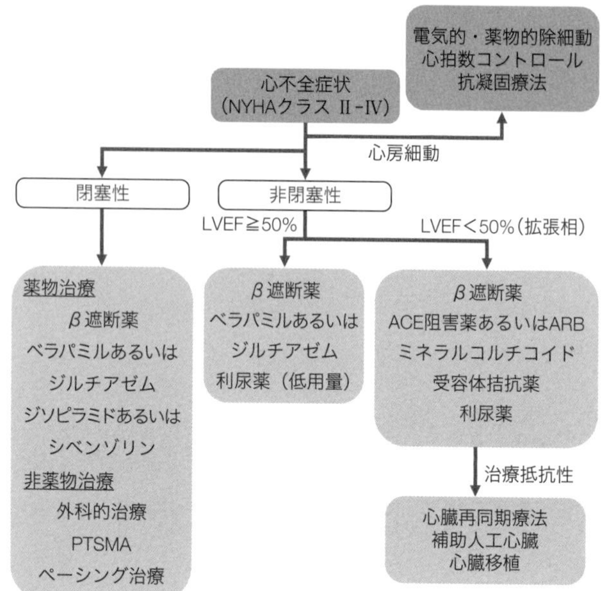

＊非閉塞性肥大型心筋症で，全く無症状の患者に対する確立した薬物治療はない．

●図 11　肥大型心筋症の治療フローチャート
（日本循環器学会/日本心不全学会：心筋症診療ガイドライン（2018 年改訂版）．https://www.j-circ.or.jp/cms/wp-content/uploads/2018/08/JCS2018_tsutsui_kitaoka.pdf，p42，2022 年 10 月閲覧）

●表 14　心エコー検査による AS の重症度評価

	大動脈弁硬化	軽症 AS	中等症 AS	重症 AS	超重症 AS
Vmax（m/秒）	≦2.5	2.6～2.9	3.0～3.9	≧4.0	≧5.0
mPG（mmHg）	—	＜20	20～39	≧40	≧60
AVA（cm^2）	—	＞1.5	1.0～1.5	＜1.0	＜0.6
AVAI（cm^2/m^2）	—	＞0.85	0.60～0.85	＜0.6	—
Velocity ratio	—	＞0.50	0.25～0.50	＜0.25	—

AVAI：AVA index，Vmax：大動脈弁最大血流速度，Velocity ratio：左室流出路血流速と弁通過血流速の比
（日本循環器学会/日本胸部外科学会/日本血管外科学会/日本心臓血管外科学会：弁膜症治療のガイドライン（2020 年改訂版）．https://www.j-circ.or.jp/cms/wp-content/uploads/2020/04/JCS2020_Izumi_Eishi.pdf，p63，2022 年 10 月閲覧）

参考文献

1）日本高血圧学会 日本高血圧学会高血圧治療ガイドライン作成委員会編：高血圧治療ガイドライン2019．ライフサイエンス出版，東京，2019

2）平和伸仁：最新高血圧治療ガイドライン．ドクターサロン 65（4），47-50，2021

3）日本循環器学会/日本心不全学会 ガイドライン合同研究班編：急性・慢性心不全診療ガイドライン（2017年改訂版）．2018

4）日本糖尿病学会編・著：糖尿病診療ガイドライン2019．南江堂，東京，2019

5）日本循環器学会/日本産婦人科学会 ガイドライン合同研究班編：心疾患患者の妊娠・出産の適応，管理に関するガイドライン（2018年改訂版）．2019

6）日本産科婦人科学会/日本産婦人科医会：産婦人科診療ガイドライン―産科編2020．杏林舎，東京，2020

7）日本循環器学会/日本不整脈心電学会 ガイドライン合同研究班編：2020年改訂版 不整脈薬物治療ガイドライン．2020

8）日本循環器学会/日本心臓血管外科学会 ガイドライン合同研究班編：安定冠動脈疾患の血行再建ガイドライン（2018年改訂版）．2019

9）日本循環器学会 ガイドライン合同研究班編：急性冠症候群ガイドライン（2018年改訂版）．2019

10）日本循環器学会 ガイドライン合同研究班編：2020年JCSガイドライン フォーカスアップデート版 冠動脈疾患患者における抗血栓療法．2020

11）山下静也：動脈硬化性疾患予防ガイドライン2017年版．日本内科学会雑誌 107（1）：73-80，2017

12）日本循環器学会 ガイドライン合同研究班編：冠攣縮性狭心症の診断と治療に関するガイドライン（2013年改訂版）．2013

13）日本循環器学会 ガイドライン合同研究班編：末梢閉塞性動脈疾患の治療ガイドライン（2015年改訂版）．2015

14）日本循環器学会 ガイドライン合同研究班編：2020年改訂版 大動脈瘤・大動脈解離診療ガイドライン．2020

15）日本循環器学会 ガイドライン合同研究班編：肺血栓塞栓症および深部静脈血栓症の診断，治療，予防に関するガイドライン（2017年改訂版）．2018

16）日本循環器学会 ガイドライン合同研究班編：心筋症診療ガイドライン（2018年改訂版）．2019
17）日本循環器学会 ガイドライン合同研究班編：2020年改訂版 弁膜症治療のガイドライン．2020
18）日本循環器学会 ガイドライン合同研究班編：感染性心内膜炎の予防と治療に関するガイドライン（2017年改訂版）．2018
19）日本循環器学会 ガイドライン合同研究班編：2021年JCS/JHFSガイドライン フォーカスアップデート版 急性・慢性心不全診療．2021
20）日本循環器学会 ガイドライン合同研究班編：2021年改訂版 循環器疾患における緩和ケアについての提言．2021
21）斎藤重幸：高血圧とその管理．冠疾患誌 23（2），103-107，2017
22）尾前 毅：周術期によく遭遇する不整脈と抗不整脈薬の使い方（1）期外収縮．日臨麻会誌 32（3），461-467，2012
23）樫山国宣，園田信成，尾辻 豊：虚血性心疾患の2次予防を再考する．産業医大誌 39（1）：11-24，2017
24）大石 充：フレイル高齢者の心不全管理．心臓 49（6）：537-544，2017
25）桑原宏一郎：慢性心不全治療の変遷．Therapeutic Research 42（3）：157-162, 2021
26）佐野元昭：イバブラジン．Therapeutic Research 42（3）：166-172, 2021
27）桑原宏一郎：サクビトリルバルサルタン．Therapeutic Research 42（3）：173-179, 2021
28）江尻健太郎：SGLT2阻害薬（ダパグリフロジン，エンパグリフロジン）．Therapeutic Research 42（3）：180-187, 2021
29）田中寿一：ベルシグアト．Therapeutic Research 42（3）：188-193, 2021
30）桑原宏一郎：利尿薬の新しい展開．心臓 51（4）：383-387，2019
31）筒井裕之：心不全治療の新たな展開．日本内科学会雑誌 107（6）：1115-1122，2018
32）Vijan S：Type 2 Diabetes. Ann Intern Med 171（9）：ITC65-ITC80, 2019
33）西田友哉，綿田裕孝：糖尿病と循環器診療における進歩．日本循環器学会専門医誌 30：104-106，2021

事項索引

さ

た

な

は

ま

や

ら

88002-895 JCOPY

薬剤名索引

【著者略歴】

福原　慎也　Shinya FUKUHARA, MD, PhD

1997 年　奈良県立医科大学卒業
2000 年～　国立循環器病センター（現　国立循環器病研究センター）研究
2010 年　大阪府済生会吹田病院循環器内科　科長
2012 年～　医療法人康和会　えのもとクリニック　副院長

専　門
日本内科学会認定総合内科専門医，日本循環器学会認定循環器専門医，
日本東洋学会認定漢方専門医

趣　味　マラソン，トレイルランニング

©2022　　第 1 版発行　2022 年 12 月 15 日

クイックリファレンス
現場力を高める究極のチート本　循環器編

（定価はカバーに表示してあります）

シリーズ監修　新　見　正　則
著者　福　原　慎　也

検印省略

発行者　林　峰　子
発行所　株式会社 新興医学出版社
〒113-0033　東京都文京区本郷6丁目26番8号
電話　03(3816)2853　FAX　03(3816)2895

印刷　三報社印刷株式会社　ISBN978-4-88002-895-8　郵便振替　00120-8-191625